肥満症教室
―生活習慣病克服のために―

東京逓信病院内科部長
宮崎 滋

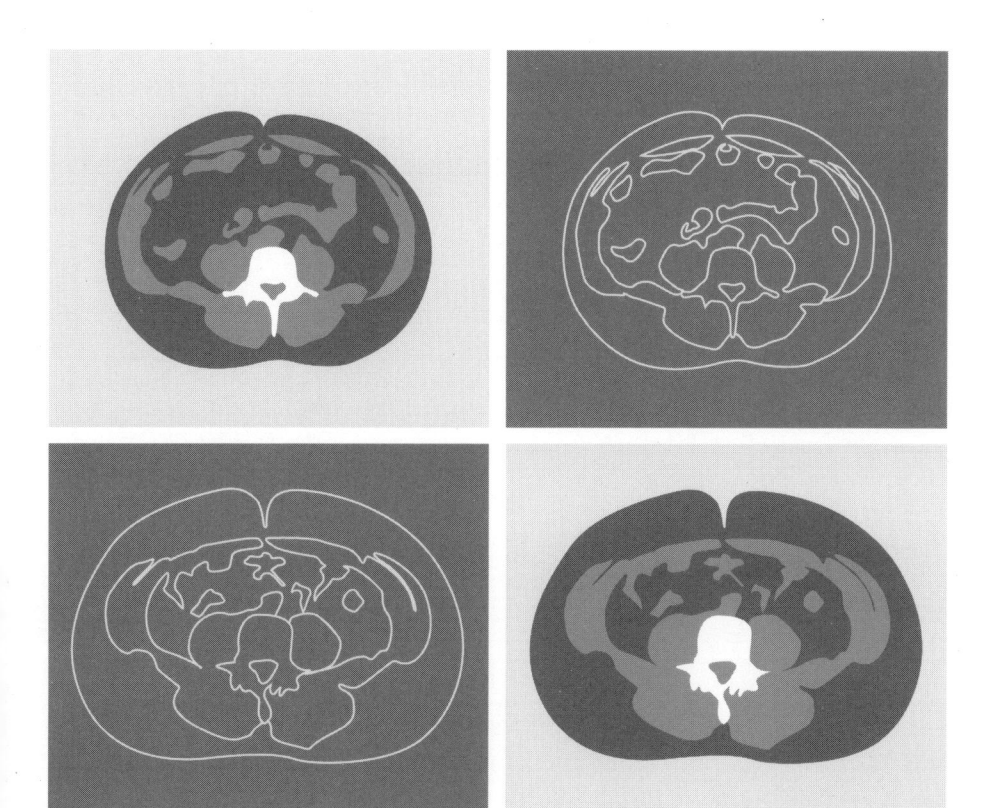

株式会社 新興医学出版社

序　文

　肥満の人が増えてきた．BMI 25以上を肥満とすると男性で1300万人，女性で1000万人計2300万人が肥満と判定されている．

　肥満が増えてきた理由は簡単で，過食と運動不足である．昔に比べるとわれわれ日本人の暮らしは食事の面でも運動の面でも大きく変わってきたことが原因である．著者が肥満・肥満症との関わりをもったのは1980年頃であったが，肥満者も今に比べればはるかに少なく，研究の対象となる肥満者を集めるのに苦労した記憶がある．また数としては多くない肥満者が糖尿病，高血圧，高脂血症，脂肪肝，高尿酸血症という合併症を併発していることが多いのに驚き「肥満5点セット」と呼んでいたものである．

　肥満者の増加とともに糖尿病，高脂血症などの合併症が増加し，新しい問題となってきている．生活習慣病である．生活習慣病のなかでも食事や運動に関連して起こる糖尿病，高脂血症，高血圧などはすべて肥満と深い関係にあるどころか，肥満がその原因であることを示す事実が明らかとなった．これまで脂肪を貯めこむだけの怠惰な細胞と思われていた脂肪細胞が，何とレプチンなどのホルモンやTNF-αなどのサイトカインを産生・分泌するアクティブな細胞であることがわかった．また肥満に関連する遺伝子も次々と発見されている．

　肥満はこれらの合併症の基盤となるべき病態であり，肥満症は疾患として適切な診療が必要である．肥満の予防，改善はこれらの合併症を予防するだけでなく，治療にもつながる．そう遠くない将来，癌は医学の進歩により制圧されると予想されるが，肥満症はどうだろうか．肥満，肥満症を扱う肥満学は20世紀末に生まれ，21世紀に歩み始めたといってよい．

　本書は肥満，肥満症に関する知見をわかりやすく解説し，著者が行っている肥満症診療の概要を紹介した．できるだけ新しい内容を盛り込むよう努力したが，ここ1, 2年の肥満学の進展は急ピッチであり記載できなかったことも多々あるものと思われる．不十分な点があれば著者の力不足によるものであり，お許しを乞いたい．読者の皆様の御批判を賜れば幸いである．

2002年6月

宮崎　滋

目　次

第1章　肥満と肥満症

1. 肥満の定義 ……………………………………………………………1
2. 肥満の判定 ……………………………………………………………1
3. 肥満症の診断 …………………………………………………………3
4. 体脂肪測定法 …………………………………………………………4
   - (1) 体密度法 …………………………………………………………4
   - (2) 体水分法など ……………………………………………………4
   - (3) X線吸収法 ………………………………………………………4
   - (4) 電気伝導度法 ……………………………………………………5
   - (5) 皮下脂肪厚法 ……………………………………………………5
   - (6) 体脂肪分布の測定 ………………………………………………6

第2章　肥満とは

1. 疫　学 …………………………………………………………………7
   - (1) 日本の肥満の現状 ………………………………………………7
   - (2) 肥満者の増加 ……………………………………………………9
   - (3) 世界の肥満 ………………………………………………………9
     - a．アメリカ，ヨーロッパ ………………………………………9
     - b．太平洋諸島 ……………………………………………………11
     - c．東アジア，東南アジア諸国 …………………………………12
2. なぜ肥満はよくないか ………………………………………………12
   - (1) 死亡率が高い ……………………………………………………13
   - (2) 疾患合併率が高い ………………………………………………14
3. 成　因 …………………………………………………………………16
   - (1) なぜ肥満するのか ………………………………………………16

(2) 人類の進化と肥満 ……………………………………17
　4．メカニズム ……………………………………………18
　　(1) 食欲中枢 ………………………………………………18
　　(2) 消化吸収 ………………………………………………20
　　(3) 発　　熱 ………………………………………………21
　　　a．β_3アドレナリン受容体 ……………………………21
　　　b．UCP …………………………………………………22
　　(4) 内臓脂肪と皮下脂肪 …………………………………24
　　　a．体脂肪分布と疾病のかかわり ……………………25
　　　b．脂肪分布の判定法 …………………………………25
　　(5) 内臓脂肪の働き ………………………………………28

第3章　肥満症の診断

　1．分　　類 ………………………………………………30
　2．肥満の鑑別診断 ………………………………………30
　　(1) 原発性（単純性）肥満 ………………………………30
　　(2) 2次性肥満 ……………………………………………31
　　　a．内分泌性肥満 ………………………………………31
　　　　①クッシング症候群 …………………………………32
　　　　②甲状腺機能低下症 …………………………………32
　　　　③インスリノーマ ……………………………………32
　　　　④シュタイン・レーベンタール症候群 ……………32
　　　　⑤偽性副甲状腺機能低下症 …………………………32
　　　　⑥性腺機能低下症 ……………………………………32
　　　b．視床下部性肥満 ……………………………………33
　　　c．遺伝性肥満 …………………………………………34
　　(3) 身体所見の診かた ……………………………………35
　　　体形，体格 ………………………………………………35
　　　外形異常 …………………………………………………35

　　　　皮膚，毛髪 ……………………………………………………………35
　　　　知能 ………………………………………………………………………35
　　　　感覚器 ……………………………………………………………………35
　　(4) 検査の手順 …………………………………………………………………36
　　　a．2次性肥満の除外診断 ……………………………………………36
　　　b．肥満の程度および肥満に基づく合併症の検査 …………………36
　　　　①肥満の程度の検査 ……………………………………………………36
　　　　②肥満の合併症の検査 …………………………………………………37

第4章　合併症

1．BMIからみた肥満の合併症 ……………………………………………39
2．Metabolic syndrome …………………………………………………41
3．糖尿病 …………………………………………………………………………42
4．高血圧症 ………………………………………………………………………44
5．高尿酸血症 ……………………………………………………………………47
6．肝，胆，膵疾患 ………………………………………………………………49
　　(1) 脂肪肝 …………………………………………………………………………49
　　　a．診　　断 ……………………………………………………………49
　　　b．成　　因 ……………………………………………………………49
　　　c．治　　療 ……………………………………………………………50
　　(2) 胆　　石 ………………………………………………………………………50
7．動脈硬化 ………………………………………………………………………50
　　(1) 冠動脈疾患 ……………………………………………………………………50
　　(2) 脳血管障害 ……………………………………………………………………53
8．骨・関節疾患 …………………………………………………………………53
9．睡眠時無呼吸症候群（Sleep Apnea Syndrome：SAS）…………55
10．精神疾患 ………………………………………………………………………57
　　(1) 内因性精神病 …………………………………………………………………58
　　(2) 症状性精神病 …………………………………………………………………58

（3）神経性過食症（Bulimia Nervosa）……………………………58
　　（4）肥満症患者の精神的臨床像 ……………………………………59
　11．癌 ………………………………………………………………………60
　　（1）疫　　学 …………………………………………………………60
　　（2）肥満に癌が起こりやすい理由 …………………………………61

第5章　小児肥満

　1．疫　　学 ………………………………………………………………63
　2．判　　定 ………………………………………………………………64
　　（1）肥満度（標準体重に対する過体重度）………………………66
　　（2）BMI …………………………………………………………………67
　　（3）体脂肪量 …………………………………………………………68
　3．小児肥満の成因 ………………………………………………………68
　　（1）社会経済的要因 …………………………………………………68
　　（2）遺伝的要因 ………………………………………………………69
　4．小児肥満の問題点 ……………………………………………………69
　　（1）乳児期 ……………………………………………………………69
　　（2）幼児期 ……………………………………………………………70
　　（3）学童期 ……………………………………………………………70
　5．治　　療 ………………………………………………………………70
　　（1）治療の適応 ………………………………………………………71
　　（2）食事療法 …………………………………………………………72
　　（3）運動療法 …………………………………………………………72

第6章　女性の肥満

　1．肥満が女性性機能に及ぼす影響 ……………………………………74
　2．妊娠，出産 ……………………………………………………………75
　3．若年女性のやせ志向 …………………………………………………77

4．肥満と女性の癌 ……………………………………………78

第7章　高齢者の肥満

　1．加齢と体脂肪 …………………………………………………79
　2．高齢者の肥満と動脈硬化性疾患 ……………………………81
　3．高齢者の肥満と生命予後，日常生活動作 …………………81

第8章　治　　療

　1．肥満症治療の基本姿勢 ………………………………………83
　　(1) 対象者が肥満症 …………………………………………83
　　(2) 体重の減少が有益であるとの自覚 ……………………84
　　(3) 治療のゴールを明確にする ……………………………84
　　(4) 治療方法，手順を明確に指示 …………………………84
　2．外来治療か，入院治療か ……………………………………85
　　(1) 入院治療 …………………………………………………85
　　(2) 外来治療 …………………………………………………86
　3．食事療法 ………………………………………………………87
　　(1) 体重を1kg減らすには …………………………………89
　　(2) 食事制限療法 ……………………………………………89
　　(3) 低エネルギー食療法（LCD）……………………………90
　　(4) 超低エネルギー食療法（VLCD）………………………90
　　　a．対象，禁忌 …………………………………………91
　　　b．VLCDの効果 ………………………………………92
　　　c．VLCD療法時の検査 ………………………………93
　　　d．VLCDの副作用 ……………………………………94
　　　e．VLCDの実際 ………………………………………96
　4．運動療法 ………………………………………………………97
　　(1) 運動療法の効果 …………………………………………97

(2) メディカルチェック ································· 100
　　(3) 運動の種類・方法 ··································· 101
　　　　a．ウォームアップ(準備運動)とクールダウン(整理運動) ········· 101
　　　　b．主運動 ··· 101
　　　　c．運動に際しての注意 ······························ 102
　　　　d．1日に消費するエネルギー量 ······················ 103
5．薬物療法 ··· 103
　　(1) エネルギー摂取を減少させる薬物 ····················· 104
　　　　a．食欲抑制薬 ····································· 104
　　　　　①中枢性アドレナリン作動薬 ······················· 104
　　　　　②中枢性アドレナリン，セロトニン作動薬 ············ 105
　　　　　③セロトニン作動薬 ······························· 106
　　　　b．中枢性体重調整薬 ······························· 106
　　　　c．消化吸収阻害薬 ································· 106
　　(2) エネルギー消費を増加させる薬物 ····················· 107
　　　　a．熱産生代謝促進薬 ······························· 107
　　　　　①$β_3$アドレナリン受容体刺激薬 ··················· 107
　　　　　②エフェドリン・カフェイン合剤 ··················· 107
6．行動修正療法 ··· 108
　　(1) 肥満症に対する行動修正療法 ························· 108
　　(2) 肥満症に対する行動修正療法の進め方 ················· 109
　　　　a．治療目標の設定 ································· 109
　　(3) 基本的指導手段 ···································· 109
　　　　a．自己監視 ······································· 109
　　　　b．外的刺激の除去 ································· 111
　　　　c．食行動の是正 ··································· 111
　　　　d．否定的な認識と感情の変容 ······················· 111
　　　　e．栄養指導 ······································· 112
　　　　f．運動指導 ······································· 112
7．外科療法 ··· 112

(1) 適　　応 …………………………………………………………112
　　(2) 外科手術法 …………………………………………………………113
　　　a．食物摂取制限法 …………………………………………………113
　　　b．消化吸収能低下法 ………………………………………………114
　　　c．内視鏡下の肥満外科手術 ………………………………………115

第9章　外科手術

1．肥満者に対する外科手術 ……………………………………………116
　　(1) 合併症 ………………………………………………………………116
　　　a．呼吸器系合併症 …………………………………………………116
　　　b．循環器系合併症 …………………………………………………116
　　　c．代謝障害 …………………………………………………………117
　　　d．脂肪過多による合併症 …………………………………………117
　　(2) 肥満者への手術の合併症対策 ……………………………………117
　　　a．術前管理 …………………………………………………………117
　　　　①体重管理 …………………………………………………………117
　　　　②呼吸・循環器系管理 ……………………………………………117
　　　　③感染予防 …………………………………………………………118
　　　b．術中管理 …………………………………………………………118
　　　　①麻酔 ………………………………………………………………118
　　　　②消毒 ………………………………………………………………118
　　　　③ライン確保 ………………………………………………………118
　　　　④開腹，開創法 ……………………………………………………118
　　　　⑤閉腹，閉創法 ……………………………………………………118
　　　c．術後管理 …………………………………………………………119

第10章　予　　防

1．肥満予防の意義 ………………………………………………………120

2．健康日本 21 ··· 120
3．栄養・食生活の改善 ·· 121
4．身体活動・運動 ··· 122
5．糖尿病・循環器疾患 ·· 122
6．肥満解消の有用性 ·· 123
7．肥満予防の取り組み ·· 123
8．肥満教室 ·· 124
9．ウェイトサイクリング（Weight Cycling） ·························· 125

付録 宮崎 滋の肥満診療教室

Lecture 1　医師患者関係
1．肥満症診療時の褒め方 ·· 130
　① 体重が減った時 ·· 130
　② 体重に変化がない時 ·· 131
　③ 体重が増えた時 ·· 131
2．肥満症診療での禁句 ·· 132

Lecture 2　診療フローチャート
　① 外来受診→② 診察，検査→③ 再診→④ 外来治療→
　⑤ 入院治療→⑥ 外来診察→⑦ 栄養指導，カウンセリング ········· 134

Lecture 3　患者指導資料
　① 当院肥満教室（ダイエット教室）で使用中の教材 ················ 138
　② 当院肥満教室（ダイエット教室）風景 ······························ 138
　③ 食事記録表・継続栄養指導カード ···································· 139

Lecture 4　症　例
1．若年発症で社会的に孤立し，治療を受けつけない症例 ············ 140
2．心不全，肺胞低換気，糖尿病など重篤な合併症を伴った重症肥満症例 ······ 141
3．肥満は仕事の障害になるため減量に対するモチベーションの高かった症例 142

4．糖尿病を合併し，退院後の過食をやめることができず血糖が上昇し
     入退院を繰り返している症例 …………………………………………143
   5．β_3アドレナリン受容体が Arg/Arg のホモ型で無月経を伴った症例 ………144
   6．体重が順調に減少し治療が成功したと思われた摂食障害症例 ……………145

Lecture 5　治療のめやす
　1．減量の目安 ……………………………………………………………………146
　　① 脂肪組織 1 kg の組成 ………………………………………………………146
　　② 消費エネルギーを推定 ……………………………………………………146
　　③ 摂取エネルギーの決定 ……………………………………………………146
　　④ 減量の目標体重と期間 ……………………………………………………146
　　⑤ 超肥満者の場合 ……………………………………………………………147
　2．減量の実際
　　―当院ダイエット教室（肥満教室）受講者アンケート結果より― ……………147
　　① 重点的に聞きたかった内容 ………………………………………………147
　　② 医師，栄養士に求めること ………………………………………………148
　　③ 質問 …………………………………………………………………………148
　　④ 体重の変化について ………………………………………………………148
　　⑤ 受講後の食事内容，生活習慣の変化 ……………………………………149
　　⑥ ダイエット教室受講後の外来受診，栄養相談の有無 …………………149
　　⑦ ダイエット経験 ……………………………………………………………150
　　⑧ ダイエット教室の満足度 …………………………………………………150
　終了証 ……………………………………………………………………………150

索　　引 ………………………………………………………………………………151

第1章

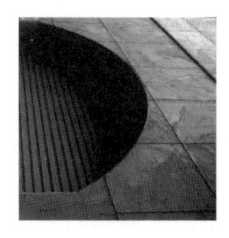

肥満と肥満症

1．肥満の定義

　肥満とは体脂肪組織が過剰に蓄積した状態を指す．したがって，必ずしも病気であるとは限らない．病気としての肥満，これを肥満症という．医療の対象となる肥満といってもよい．

　単に肥満といっても，その範囲はさまざまである．対象としているのが肥満であるのか，肥満症であるのかをはじめにはっきりさせておくことが必要である．

　表1に示すように，肥満とは体脂肪が増加している「状態」である．一方，体脂肪が増加し病的と考えられれば，肥満症という「病態」である．肥満はリスクファクターであり予防医療の対象であり，肥満症は疾病であり治療医療の対象になる．

表 1　肥満と肥満症のちがい

肥満	肥満症
・状態	・病態
・Obesity as a risk factor	・Obesity as a disease
・予防医療	・治療医療

2．肥満の判定

　日本肥満学会は肥満症診断基準検討委員会を設け，1999年「新しい肥満の判

定と肥満症の診断基準」を提案した[1]．

　肥満の判定は厳密に体脂肪量を測定して判定すべきであると考えられるが，現在正確にかつ簡便に体脂肪量を測定する方法がない．そのため，1997年WHOにより提言されたガイドラインにならって体格指数のひとつであるBody Mass Index（BMI）を用いて肥満を判定することとし，日本人に適切な肥満の判定を発表した（**表2**）．

表 2　肥満の判定

身長あたりの体重指数；BMI（Body Mass Index）：
体重（kg）÷身長（m^2）をもとに判定する．

BMI	判定	WHO 基準
<18.5	低体重	Underweight
18.5≦〜<25	普通体重	Normal range
25≦〜<30	肥満（1度）	Pre-obese
30≦〜<35	肥満（2度）	Obese class I
35≦〜<40	肥満（3度）	Obese class II
40≦	肥満（4度）	Obese class III

（日本肥満学会肥満症診断基準検討委員会：新しい肥満の判定と肥満症の診断基準．肥満研究 6：18-28，2000 より引用）

　BMIは体重（kg）を身長（m）の二乗で除した数値であり，普通体重は日本分類もWHO分類もBMI 18.5〜25.0である．以後5増加するごとに日本分類では肥満度1度から4度まで増えるが，WHO分類ではBMI 30以上をObese class Iとし，25.0〜30.0はpre-obeseと判定する．

　当然のことながら，身長，体重は同じでも筋肉質の者，骨格の太い者は体脂肪が増加しておらず，BMI 25以上であっても，体脂肪量は少ない可能性がある．BMIによる肥満の分類は大まかに肥満の程度を分けたという位に考えるべきである．

3．肥満症の診断

　肥満症とは「肥満に起因ないし関連する健康障害を合併するか，その合併が予測される場合で，医学的に減量を必要とする病態をいい，疾患単位として取り扱う」と定義されている．

　具体的にはBMI 25以上で肥満と判定されたもののなかで，肥満に起因ないし関連し，減量を要する健康障害があるもの，あるいは健康障害を伴いやすいハイリスク肥満のあるものを肥満症と診断する．つまり，ただ体重を測定してBMIが25以上だから肥満症とするのではなく，医師の判断に基づき肥満症と診断しようとする姿勢を明確にしたといえる（**表3**）．

表3　肥満症の診断

肥満症の定義：
　肥満症とは肥満に起因ないし関連する健康障害を合併するか，その合併が予測される場合で，医学的に減量を必要とする病態をいい，疾患単位として取り扱う．
肥満症の診断：
　肥満と判定されたもの（BMI 25以上）のうち，以下のいずれかの条件を満たすもの
　　1）肥満に起因ないし関連し，減量を要する（減量により改善する，または進展が防止される）健康障害を有するもの
　　2）健康障害を伴いやすいハイリスク肥満
　　　身体計測のスクリーニングにより上半身肥満を疑われ，腹部CT検査によって確定診断された内臓脂肪型肥満
肥満に起因ないし関連し，減量を要する健康障害：
　1）2型糖尿病・耐糖能障害　　　6）脳梗塞：脳血栓症・一過性脳虚血発作
　2）脂質代謝異常　　　　　　　　7）睡眠時無呼吸症候群・Pickwick症候群
　3）高血圧　　　　　　　　　　　8）脂肪肝
　4）高尿酸血症・痛風　　　　　　9）整形外科的疾患：変形性関節症・腰椎症
　5）冠動脈疾患：心筋梗塞・狭心症　10）月経異常

（日本肥満学会肥満症診断基準検討委員会：新しい肥満の判定と肥満症の診断基準．肥満研究6：18-28，2000より引用）

4．体脂肪測定法

　現在 BMI により肥満の判定が行われているが，肥満は体脂肪組織の増加と定義されているからには体脂肪量を測定しない限り肥満の判定は行えないはずである．現状では体脂肪量を直接測定する方法がない．体脂肪は皮下脂肪だけではなく，腹腔内にも蓄積しているし，内臓臓器のなかにも混在し，正確な体脂肪量の測定は困難である．そこでいろいろな測定原理を用い，間接的に体脂肪量を測定しているのが現状である．

　現在行われている体脂肪測定法を以下に示す．測定法には体脂肪量を推定する方法と，体脂肪の局在を調べる方法とがある．

（1）体密度法

　代表的なのは水中体重法である．身体組成が体脂肪組織とそれ以外の組織(除脂肪体組織 Lean Body Mass：LBM) との 2 種類からできていると考え，その密度の差を，水中と陸上での体重の差を利用して体脂肪量を推定する．被測定者はまず陸上で体重を測定し，次に最大呼気状態で水中で体重を測定する．水槽など大掛りな設備が必要であること，肺内，腸内ガスのため誤差が出ることなどが欠点である．

（2）体水分法など

　体脂肪組織と LBM との水分や，同位元素の分布の差を利用した体水分法やカリウム法などもあるが，測定には特別な機器が必要で一般的に行えるものではなく，研究室レベルの測定法である．

（3）X 線吸収法

　二重 X 線吸収法（Dual Energy x-ray Absorbptiometry：DEXA 法）は本

来は骨塩の定量測定に用いられるもので，2種類のエネルギーの異なるX線（38 keVと70 keV）を照射し，その透過率の違いにより骨塩量，脂肪組織量，それ以外の組織量を測定する．水中体重法での測定値とよく相関するといわれており，全身の測定ができるDEXA法であれば一般の施設でも測定可能である．著者らも体脂肪量の測定には現時点でもっとも信頼性が高いと考え，利用している．

（4）電気伝導度法

代表的なのは生体インピーダンス法（Bioelctrical Impedance Analysis：BIA）であり身体に微弱な高周波電流（50 kHz，数百 μA）を流し電気抵抗を用い体脂肪量を推定する方法である．LBMは電解質を多く含み電流が流れやすいが，脂肪組織には少なく電気抵抗が高いことを利用したものである．大変簡便にかつ短時間に体脂肪量が推定できるため広く用いられるようになった．体重計付きのものや，両手で握るだけの上腕用のものなど各種利用されている．電気抵抗を測定するため，電極との接触皮膚面が乾燥していないこと，姿勢を正しくとることなどが求められる．さらに下肢で測定する場合，午後になると重力で下半身の水分含有量が増え電気抵抗が減弱し，数％体脂肪率が低下することを知っておく必要がある．

（5）皮下脂肪厚法

上腕，肩甲間部など身体の数ヵ所の体脂肪厚をキャリパーで測定し体脂肪量を推定する方法である．（Skinfold thickness：SFT）キャリパーによる測定には熟練を要することや，皮下脂肪の厚い者では測定が困難であることなどが問題である．この点を解決するため超音波を用いたり，近赤外線を用いたりして正確な皮下脂肪厚を測定しようとするものもある．しかし皮下脂肪厚の測定のみから全身の体脂肪量を推定するのは限界があることも事実である．

(6) 体脂肪分布の測定

　体脂肪量の多さよりも，体脂肪分布の差異，特に内臓脂肪量の測定が肥満に起因する疾病と深い関係があることが明らかになってきた．現状では内臓脂肪量を測定することはできないが，CT，MRI，超音波を用いて内臓脂肪量の多さを検査できるようになった．CTを用いる場合，臍レベルの高さでCT画像を撮影し，その部位での内臓脂肪面積を測定する．かつては内臓脂肪面積と皮下脂肪面積の比をとりV/S比として0.4以上であれば内臓脂肪型肥満としていたが，現在では内臓脂肪面積の絶対値の方が疾病とよく相関するとされている．内臓脂肪面積100 cm^2以上を内臓脂肪型肥満と判定している(第2章肥満とは「内臓脂肪と皮下脂肪」の項(p 26)参照)．

　MRIにても内臓脂肪量の多寡を知ることができる．MRIは横断，縦断など任意の角度で撮影できるため，今後，内臓脂肪量を算出し得ると考えられる．超音波では内臓脂肪量の測定は不可能だが，肝と右腎間の脂肪厚や，腹筋から大動脈までの脂肪厚の測定で内臓脂肪の蓄積を推定できる．

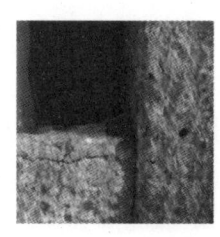

第2章
肥満とは

1. 疫　学

(1) 日本の肥満の現状

　最近20年間の肥満者の割合を図1示す．日本肥満学会の基準，BMI≧25を肥満とすると，肥満者の割合は男性ではあらゆる年代で増加し，女性では40歳代までは大きな変化はないが，50歳代以上になるとやはり増加している．

　この割合から推定するとBMI 25以上の肥満者は，15歳以上で男性1300万人，女性で1000万人とされている．

　男性で肥満者がもっとも多い年代は30歳代で，30.6%であり，以後60歳まではほぼ30%前後である．一方，女性では60歳代が31.3%ともっとも高くなっている．

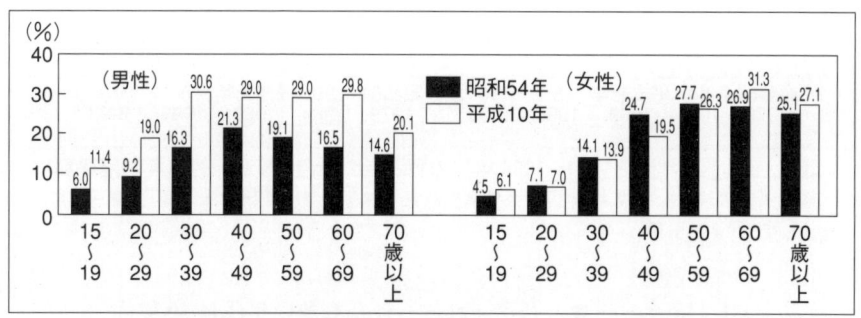

図1　肥満者（BMI≧25.0）の割合の変化（性・年齢階級別）
(国民栄養の現状：平成10年国民栄養調査結果（健康栄養情報研究会，編），第一出版，p 45, 2000より引用)

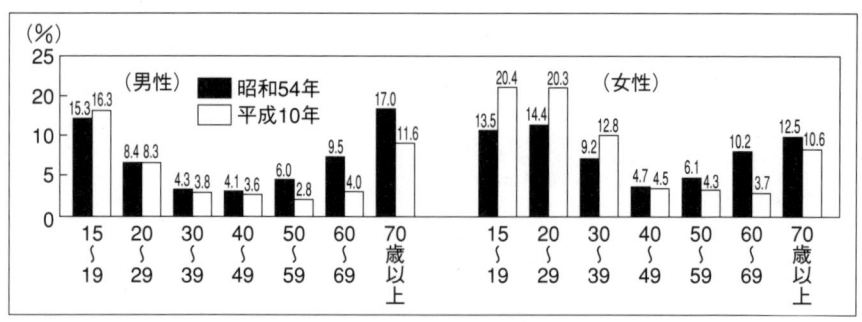

図2 やせの者（BMI＜18.5）の割合の変化（性・年齢階級別）
（国民栄養の現状：平成10年国民栄養調査結果（健康栄養情報研究会，編）．第一出版，p 46，2000 より引用）

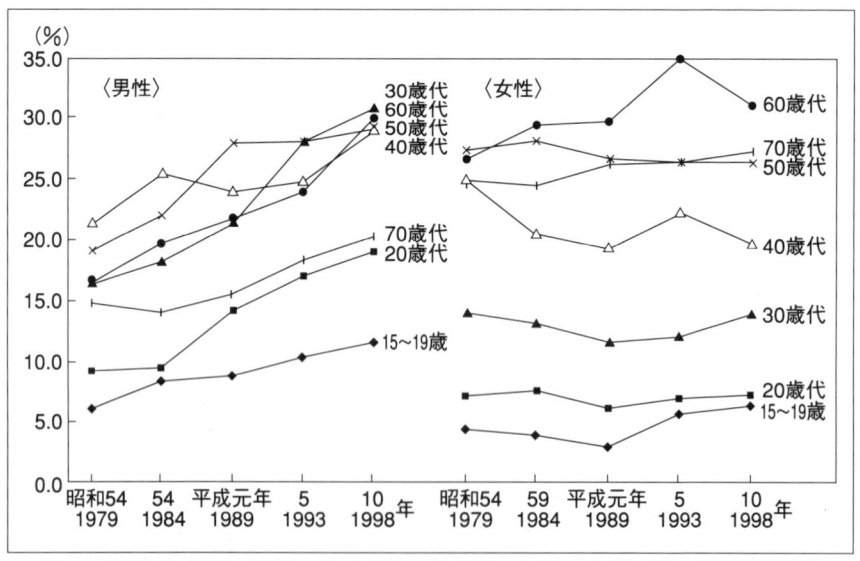

図3 最近20年間（1979〜1998年）の肥満者の割合の変化（性・年齢階級別）
（国民栄養の現状：平成10年国民栄養調査結果（健康栄養情報研究会，編）．第一出版，p 46，2000 より引用）

　逆にBMI＜18.5のやせと判定されるもっとも多い年代は10歳代で，男性16.3％，女性20.4％である．やせがもっとも少ないのは男性では50歳代の2.8％，女性では60歳代の3.7％である（図2）．

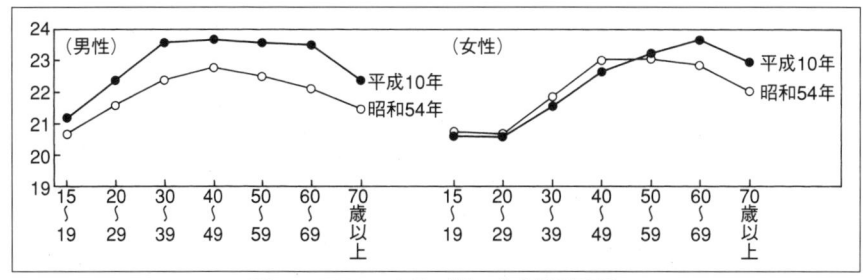

図4 BMIの変化（性・年齢階級別）
（国民栄養の現状．平成10年国民栄養調査結果（健康栄養情報研究会，編）．第一出版，p.45, 2000より引用）

（2）肥満者の増加

　過去20年の肥満者の割合の年代別変化を**図3**に示す．男性では過去20年の間に，すべての年代で肥満者の割合は増加している．30歳代の男性では1979年（昭和54年）から1998年（平成10年）の20年間にほぼ倍増している．現在では3人に1人は肥満体とされる状況となっている．

　肥満者の増加は，平均BMIの推移をみても明らかである．男性ではすべての年代で，女性では50歳代以上で，1979年より1998年の方が平均BMIは高い．男性では30歳代から60歳まで，女性では60歳代で平均BMIは24弱であり，このままの状況が続けば，この年代で平均BMIが25を超えるのは時間の問題といえる（**図4**）．

（3）世界の肥満

a．アメリカ，ヨーロッパ

　世界的にみると，肥満者の増加は日本以上に深刻である．アメリカではThe National Health and Nutrition Examination Survey（NHANES）を定期的に施行している．BMI 25以上の肥満者の割合を**図5**に示す．20歳以上の成人を対象とするこの調査では，BMI 25～29.9の肥満者が1988年から1994年の間に行われたNHANES IIIによると，男性39.4%，女性24.7%である．さらにBMI 30以上の肥満者は男性で19.9%，女性で24.9%であり，日本と同等の条

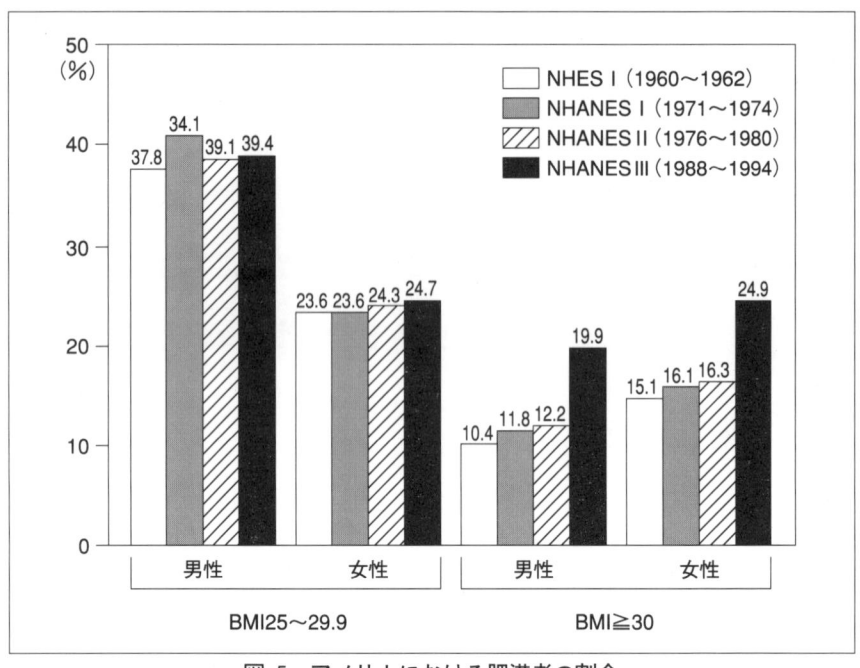

図 5 アメリカにおける肥満者の割合
（NHANES III：Obesity research 6（Suppl. 2）：72 S, 1998 より引用）

表 4　ヨーロッパ人成人の BMI による体重分類（WHO 1998）

分　類	BMI（kg/m²）	合併症のリスク
体重不足	<18.5	低い（他の臨床的問題のリスクは増大）
正常範囲	18.5〜24.9	平均的
過体重：	≧25	
肥満予備群	25〜29.9	増大
肥満 I	30〜34.9	中等度
肥満 II	35〜39.9	重篤
肥満 III	≧40	かなり重篤

（アジア，太平洋の展望．肥満とその治療を再定義する．世界保健機関西太平洋地域事務所．国際肥満研究会・国際肥満対策委員会，p 17, 2000 より引用）

件にすると，BMI 25 以上の肥満者の割合は男性で 58.3%，女性で 49.6% を占める．

このため WHO は欧米人の肥満の判定基準を設定したが，日本と違い BMI

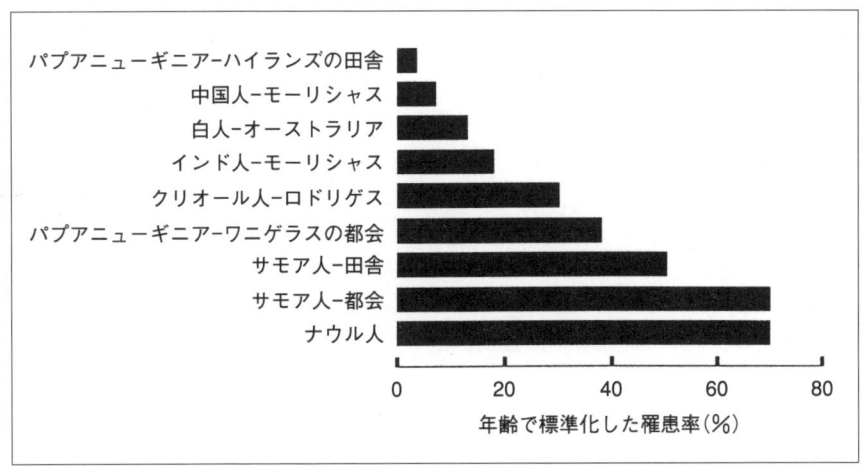

図 6 大平洋とインド洋集団の 25〜69 歳の女性における肥満罹患率（BMI＞30 kg/m^2）
（アジア，太平洋の展望：肥満とその治療を再定義する．世界保健機関西太平洋地域事務所．国際肥満研究会・国際肥満対策委員会，p10，2000 より引用）

25〜29.9 を pre-obese（肥満予備群）とし，BMI 30 以上をはじめて Obesity class I としている（**表 4**）．

日本（日本肥満学会）とアメリカ（WHO）の肥満の判定基準で，肥満と判定する BMI が，日本では 25 以上，アメリカでは 30 以上となっているのは，単に肥満者がアメリカに多いというためだけではない．日本とアメリカ（広く欧米と考えてもよい）とでは，肥満の程度と肥満に基づいて起こる疾患の増加の程度が，大きく異なるためである（第 4 章「合併症」参照）．

b．太平洋諸島

世界的にみて，肥満者の多い地域のひとつは南太平洋，あるいはインド洋上の諸島である．報告されたものでは，ナウル諸島やサモア諸島に肥満者の割合が高く，**図 6** に示すように，女性では実に約 70％が BMI 30 以上である．

ここでは特徴的なのは，同じサモア住民，あるいはパプアニューギニア住民であっても，都会と田舎では肥満者の割合が大きく異なっていることである．発展途上地域では，都市化の波が押し寄せるとともに肥満化が始まっているのは，肥満の発生という点からも象徴的といえる．

表 5 成人アジア人の BMI による提案体重分類

分類	BMI（kg/m²）	合併症のリスク
体重不足	<18.5	低い（他の臨床的問題のリスクは増大）
正常範囲	18.5〜22.9	平均的
過体重：	≧23	
危険性あり	23〜24.9	増大
肥満 I	25〜29.9	中等度
肥満 II	≧30	重篤

（アジア，太平洋の展望：肥満とその治療を再定義する．世界保健機関西太平洋地域事務所．国際肥満研究会・国際肥満対策委員会．p 18, 2000 より引用）

c．東アジア，東南アジア諸国

一方，東アジア，東南アジア諸国では逆に肥満者の割合は低い．BMI 30 以上は韓国で 1.7%（男性 1.4%，女性 1.9%），マレーシアで 4.4%，フィリピンで男性 0.7%，女性 3.4%，日本では男性 1.0%，女性 1.7% である．中国では都市部で男性 1.0%，女性 1.7%，香港では男性 2.2%，女性 4.8% と報告されている．

このように東アジア，東南アジア諸国では肥満者は少ないといえる．しかし，日本でも肥満者の割合が増えているように，中国でも BMI 25 以上の肥満者は増加している．1982 年から 1992 年の 10 年間で，都市部では 9.7% から 14.9% に，地方では 6.0% から 8.4% に増加がみられている．東アジア，東南アジア諸国でも肥満者はまず都市部から増加している．

アジア人における肥満の判定基準を表5に示す．BMI が 23 を超すと合併症のリスクが増加するとして，基準を過体重の 23 までに引き下げたことが特徴である．

2．なぜ肥満はよくないか

肥満がよくない，健康にとって好ましくない理由は端的にいえば病気になりやすい，死亡しやすいということにつきる．

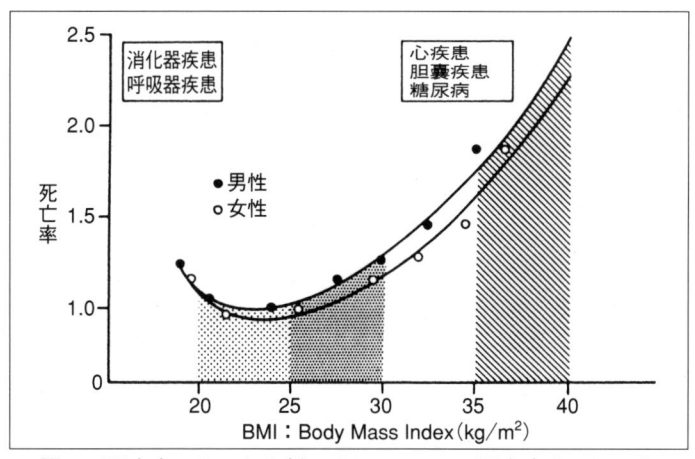

図 7 死亡率のもっとも低い BMI 20〜25 の死亡率を 1 とした時の BMI による死亡率の変化
(Lew EA, Garfinkel L：Variations in mortality by weight among 750,000 men and women. J Chronic Dis 32：563-576, 1979 より引用)

（1）死亡率が高い

　BMI が体脂肪量とよく相関することが明らかにされて以来，BMI と死亡率，疾患有病率との関係があることが示されている（図7）．死亡率は BMI 22 前後を最低として，BMI が増加すると上昇する．逆に BMI が 22 より減少すると，また死亡率は上昇する．ちょうどアルファベットの J の字に似た変動を示す．死亡率は 20〜25 でもっとも低い値をとるので，このことからも BMI 20 から 25 が健康な体格体重と考えられている．BMI が増加した時の死亡原因となる疾患は心血管障害，胆嚢疾患，糖尿病などであり，逆に減少した時は消化器系疾患，呼吸器系疾患が主要死因となる．
　やや古い統計ではあるが，ある疾患による死亡率も肥満しているかどうかで差があることがわかっている（表6）．例えば糖尿病で肥満でない人の死亡率を 1 とすると，糖尿病で肥満している人では男性で 3.83 倍，女性で 3.72 倍になる．肥満した人で死亡率の高い疾患は以下，肝硬変，虫垂炎，胆石と続いている．注目すべきは自動車事故で，これは太っているから動きが悪いというもの

表6 死因別肥満者死亡率

死因	性別	
	男性	女性
糖尿病	3.83	3.72
肝硬変	2.49	1.47
虫垂炎	2.23	1.95
胆石	2.06	2.84
慢性腎炎	1.91	2.12
脳出血	1.59	1.62
冠疾患	1.42	1.75
自動車事故	1.31	1.20
自殺	0.78	0.73
結核	0.21	0.35

(Barrによる)

表7 肥満度(BMI)別にみた死因別死亡率(対1000人年)
性・年齢調整:久山町男女2014名,40歳以上(1974〜1987年)

死因	Body Mass Index (kg/m^2)					
	<19	19〜21	21〜23	23〜25	25〜27	27≦
(n)	(292)	(451)	(489)	(435)	(202)	(145)
心筋梗塞	6.6	10.2	13.5	2.3	19.0	26.8*
脳卒中	38.2	21.1	28.7	21.3	21.3	52.5*
悪性腫瘍	81.8	64.6	59.5	58.8	46.4	39.7
肺炎	33.5*	19.7	14.2	11.4	25.3	47.5
その他の疾患	80.2*	41.2	39.5	17.1	19.5	22.3

*$p<0.05$ vs BMI 23〜25

(清原 裕,他:一般住民における肥満の頻度の時代的推移と肥満度が生命予後に及ぼす影響:久山町研究.肥満研究4(1)臨増:12-16, 1998)

ではなく,後述するが睡眠時無呼吸症候群による居眠り運転が原因である.肥満している方が死亡率が低いのは自殺,結核とされている.

日本では福岡県久山町研究でも死因疾患別死亡率が肥満するとともに上昇する疾患として,心筋梗塞,脳卒中をあげている(表7).

(2) 疾患合併率が高い

体重の増加とともに数多くの疾患合併率が高くなることもよく知られてい

■ 10疾患の診断基準 ■

①肺疾患：	胸部X線における肺野異常陰影	
②心疾患：	胸部X線における心異常陰影または心電図異常	
③上部消化管疾患：	上部消化管透視異常	
④高血圧症：	収縮期血圧＞140 mmHg または拡張期血圧＞90 mmHg	
⑤腎疾患：	尿蛋白陽性または尿潜血陽性	
⑥肝疾患：	GOT＞40 U/l または GPT＞35 U/l	
⑦高脂血症：	総コレステロール＞250 mg/dl または中性脂肪＞170 mg/dl	
⑧高尿酸血症：	尿酸値＞7.0 mg/dl（男性）	
	尿酸値＞6.0 mg/dl（女性）	
⑨耐糖能異常：	75 g 糖負荷前血糖＞110 mg/dl または1時間値＞160 mg/dl	
⑩貧血：	赤血球数＜420×10^4/mm^3 または Hb＜14.0 g/dl	

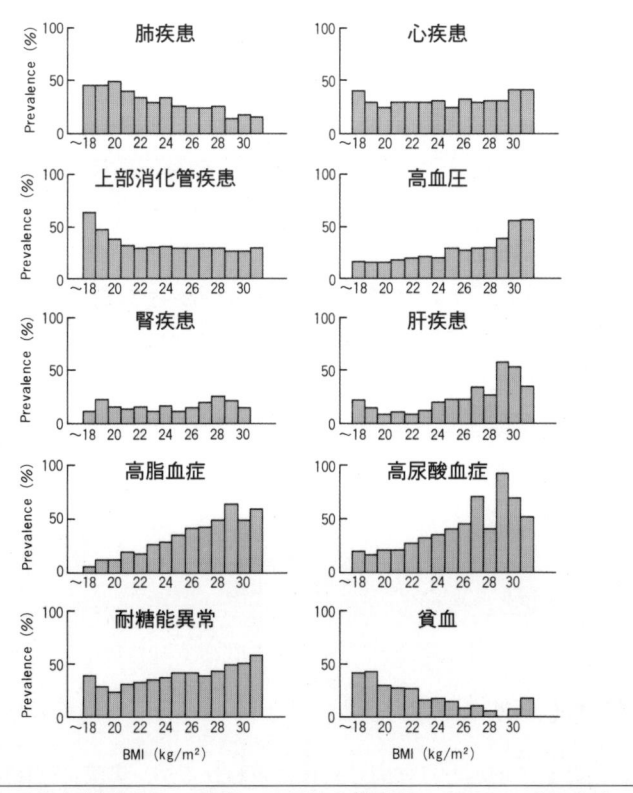

図8 主要10疾患（肺疾患，心疾患，上部消化管疾患，高血圧，高脂血症，腎疾患，肝疾患，高尿酸血症，耐糖能異常，貧血）の BMI 別の有病率
（松澤佑次，他：有病率が最も低くなる理想体重．肥満研究 4（1）臨増：65-69, 1998 より引用）

第2章 肥満とは

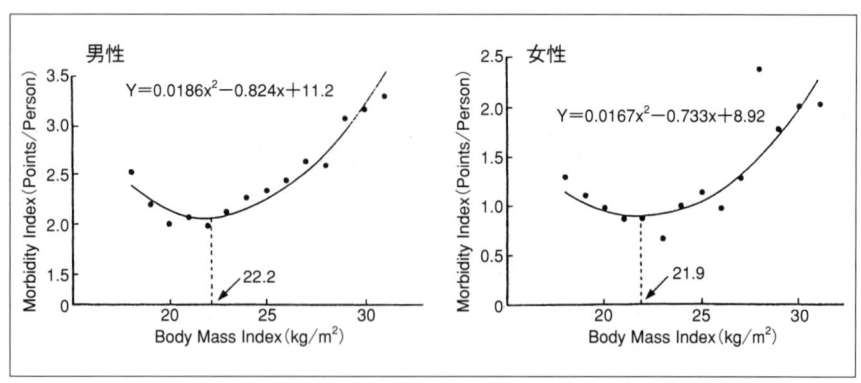

図9　Bady Mass Indexと有病指数との関係
（松澤佑次，他：有病率が最も低くなる理想体重．肥満研究4(1)臨増：p67, 1998より引用）

る．

　10の疾患について，BMI別に合併率を調査した松澤らの報告によると，心疾患，高血圧症，肝障害，高脂血症，高尿酸血症，耐糖能異常などの合併率はBMIの増加とともに上昇している．逆に肺疾患，消化管疾患，貧血などの合併率は，BMIが減少すると低下している（図8）．

　この10疾患を1人の人が何種類合併しているかを有病指数として，BMIとの関係をみてみると，男性ではBMI 22.2，女性では21.9を最低として，BMI増加とともに有病指数も増加する（図9）[2]．BMI 22が，健康体重あるいは理想体重と考えられるのはもっとも合併する疾患数が少なく，また死亡率も低いという理由からである．

3．成　因

（1）なぜ肥満するのか

　肥満とは体重の増加とほぼ同じ意味に使われるが，実際には体脂肪組織が増加するため起こる．これはどうして生じるのだろうか．通常体重が増えるのは体脂肪組織が増加するためであり，非体脂肪組織，主に筋肉が増えることはほ

とんどないといえる．

体脂肪組織には余剰のエネルギーが蓄積されるので，肥満するのは摂取エネルギーが消費エネルギーより多いということになる．

「私は食べていない」とか「食事はうんと減らしている」などと言う人も多いのだが，消費エネルギー（運動）と比較して摂取エネルギー（摂食）が多ければ，相対的過食であり，やはり肥満することになる．食べている絶対総量が多い，少ないの問題ではない．

（2）人類の進化と肥満

人類は，もっと広くいえば生物は，常に食物の不足がちの生活を送っており，飢餓は生命に対する最大の脅威であった．人類が地球上に存在するようになって今日まで，われわれの祖先は朝になっても食べるものがない日がしょっちゅうあったと容易に考えられる．腹一杯食べられたのは，獲物を捕らえた時であったり，秋に豊かに穀物や果実が実り収穫があった時など数えるほどであったに違いない．飢餓と闘う日々を送っていたわれわれの祖先は，食物を十分食べた時は余剰のエネルギーを脂肪として脂肪組織に貯めこみ，食物のない時期はその貯えを少しずつとり崩して生命を維持させていたと考えられる．効率よくエネルギーを貯めこみ，少しずつ消費していくという性質を得た人は，飢餓にも耐え生き延びることができたと考えられる．このような体質を獲得した人はエネルギーを倹約して生きていくことができるということから，倹約遺伝子（Thrifty gene）を持っていると考えられる．

ところが，近現代になり食物が満ちあふれ，飽食の時代といえるようになった．日本でも，飽食の時代といえるほど食物の豊富な時代は現在を含めたかだか30年に過ぎない．人類の歩みを200万年とすると，食べるものが十分にあったのはここ30年だけで，残りの200万年は飢えていたことになる．人類の歴史を1日24時間に換算すると，飢餓の時代は23時間59分57秒であり，飽食の時代はわずかに3秒にすぎない．

飢餓を乗り越えるため，エネルギーを貯蔵し，省エネで生き抜く能力を高めた人が，突然止まるところを知らずに，食べることができるようになったのだ

から，当然余ったエネルギーは脂肪に変えられ貯蔵されることとなる．少ないエネルギーを有効に利用し，せっせと貯える倹約能力を長い期間をかけて作り上げてきたのが，皮肉にもかえって仇となり，現代では肥満を作る原因となっているのである．

4．メカニズム

（1）食欲中枢

ラットにおいては，視床下部腹内側核（VMH）を電気的に破壊すると，摂食が止まらずラットは著しく肥満することが知られていた．また逆に外側野（LHA）を破壊すると，ラットは摂食をせず，栄養失調となって死亡していく．

このことからVMHには満腹中枢（満腹になると作動し摂食行動を抑制）があり，LHAには空腹中枢（空腹になると作動し摂食行動を開始）があると考えられていた（図10）．この摂食を制御するニューロンに対し，ぶどう糖，あるいは遊離脂肪酸（FFA）が作用し，例えばぶどう糖であれば血中濃度が上昇することによりぶどう糖感受性ニューロンが作動し，VMHに情報を伝え，VMHの満腹中枢が働き摂食行動を抑制する．FFAの場合は，逆の方向に働き，FFAが上昇すれば摂食行動が促進される．このような作動系をグルコース作動性ニューロン説，あるいはFFA作動性ニューロン説という．

1994年，食欲抑制物質としてレプチン（Leptin）が発見された．レプチンは脂肪細胞で産生分泌されるポリペプチドで，ホルモンの一種ともいえるものである．レプチンは脂肪細胞で産生，分泌されるため，脂肪細胞量が増加すなわち体脂肪組織が増加すると，その産生も増加する．増加したレプチンは視床下部のレプチン受容体に作用し，摂食を抑制する方向に作用する．しかし，肥満者では視床下部のレプチンに対する感受性が低下しており（レプチン抵抗性），摂食抑制が十分に働かないと考えられている．

レプチンは視床下部に作用し食欲抑制作用を生じるにはいくつかの機序が判明している．そのひとつにニューロペプチドY（NPY）がある．NPYは36個

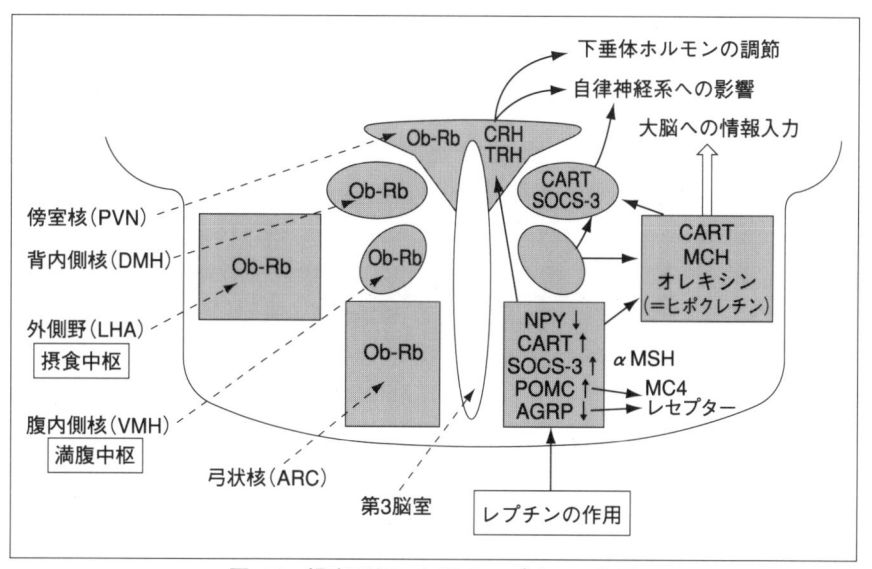

図 10 視床下部におけるレプチンの作用
図の左側は視床下部の主な神経核および Ob-Rb（レプチンレセプター）の発現部位を示す．右側は食欲調節に関連する分子．なお，模式図であるので空間配置などは実際とは異なる．
（蒲原聖可：ヒトはなぜ肥満になるのか．岩波書店，p 51, 1998 より引用）

のアミノ酸からなるペプチドホルモンの一種で，神経伝達物質のひとつとされており，視床下部でも強く発現している．NPY の作用は食欲の亢進であり，また交感神経系を抑制しエネルギー消費を減少させる．さらには脂肪細胞での脂肪合成を促進し，脂肪蓄積を増し，肥満に導く．レプチンが欠損している ob/ob マウスや，レプチンレセプターに変異のある db/db マウスではレプチン作用が大きく低下しているが，これらのマウスでの視床下部での NPY の発現量は増大し，NPY 作用が強いため肥満となっていると考えられている．レプチンの抗肥満作用，食欲抑制作用は NPY の産生，分泌を抑制することにより生じているものと考えられる．

この他にも食欲調節のメカニズムがアグーチ・イエローマウスというマウスから発見された．マウスの毛色はメラノサイト（黒色素細胞）で作られるメラニンによって黒色となる．このメラノサイトは黒色素細胞刺激ホルモン（αMSH）に対する受容体（MC 1 受容体）を持ち，αMSH の刺激でメラニン

を合成し，黒色に変化する．アグーチ・イエローマウスでは，アグーチ蛋白質が，αMSH と MC1 受容体の結合を阻害するため，毛色が黒色とならず黄色がかってくる．このアグーチ蛋白質はメラノサイトの MC1 受容体だけでなく，脳内に存在する MC4 受容体にも結合することがわかった．この MC4 受容体に αMSH が作用すると，摂食量が減少し体重が減るが，アグーチ蛋白質を作用させると αMSH の作用が抑えられ摂食量が増加し体重が増える．

　この αMSH の産生には POMC (pre-opiomelanocortin) が関係している．POMC はメラノコルチンの前駆体であり，αMSH や ACTH，エンドルフィンを産生しており，レプチンが増加すると POMC が増加，すなわち αMSH の産生も増加し，摂食を抑制する．

　レプチンは脂肪組織量の増加により産生・分泌が増加し，視床下部で NPY，アグーチ蛋白（あるいはアグーチ関連ペプチド）や POMC を介し摂食を調節していると考えられている．

（2）消化吸収

　肥満者の消化・吸収機能が普通体重者よりも高いという明らかな証拠はない．肥満しやすい人は普通体重者と同じ分だけ食べても肥満しやすいと俗にいうが，これは次節に述べるように熱産生能が肥満者では低い場合が多く，そのためエネルギー消費量が低いためにエネルギー摂取量が同じでも肥満しやすいのではないかと思われる．

　これまで消化・吸収を妨げる，あるいは遅延させるいくつかの薬物が開発されたが，短期的には効果がみられても長期的には有効ではないという報告が多い．

　例えば食物線維であるガラクト・マンナンは胃内で膨張し胃粘膜を覆い胃包を膨満させることにより満腹感を感じさせ摂食を抑制し，食物の消化・吸収を遅れさせ体重減少に有効ではないかと期待されたが，長期的減量効果は明らかではなかった．また小腸内で糖質の消化・吸収に関与するアミラーゼや α-グルコシダーゼ作用を阻害する α-グルコシダーゼ阻害薬も，糖質の消化・吸収を遅らせ血糖の上昇やインスリン分泌を遅延させる効果はあるが，肥満疾患者の体

重減少に有用性はみられなかった．

　腸内のリパーゼ活性を阻害し脂質の消化・吸収を抑制するリパーゼ阻害薬については体重減少作用が認められており脂質の消化・吸収は肥満に関係している可能性もある．ただし副作用として脂肪便，下痢が知られている．

　食物の消化・吸収の亢進が肥満者に認められるのかについては今後の検討，研究が必要と考えられる．

（3）発　　熱

　ヒトをはじめ動物にはエネルギーを熱に換える作用を持つ．体温を恒常的に一定温度に維持する作用のひとつであるが，余分のエネルギーを熱として放出しエネルギーを過剰に貯える，すなわち肥満を防ぐメカニズムでもある．いくつかの系が知られているが現在肥満発症に関連しているのは β_3 アドレナリン受容体と UCP（Uncoupling protein）である．

a．β_3 アドレナリン受容体

　β_3 アドレナリン受容体（β_3AR）はアドレナリン受容体のひとつであるが，脂肪組織に多く分布し，408個のアミノ酸からなり，膜7回貫通性である．白色脂肪細胞では脂肪分解，褐色脂肪細胞では熱産生に働いている．白色脂肪細胞でも皮下脂肪組織より内臓脂肪組織に多いことが判明しており，β_3AR アゴニストは熱産生を高め，脂肪分布を亢進することから抗肥満，抗糖尿病作用があると考えられている．

　β_3AR の作用発現にはレプチンが関与しており，体脂肪組織が増加するとレプチンの産生，分泌が亢進し，視床下部レプチン受容体を刺激し摂食を抑制するとともに，交感神経を介し β_3AR を刺激，褐色脂肪組織では熱産生を，白色脂肪細胞では脂肪分解を亢進し，体重を減少させようと作用する．体脂肪組織の減少では逆に β_3AR 刺激が減少し，熱産生は低下し，脂肪分解は抑制され体重増加に作用する（図11）．

　β_3AR には一塩基多型（SNP）ミスセンス変異があることが知られている．64番目のトリプトファン（Trp）がアルギニン（Arg）に変わった変異では，β_3AR

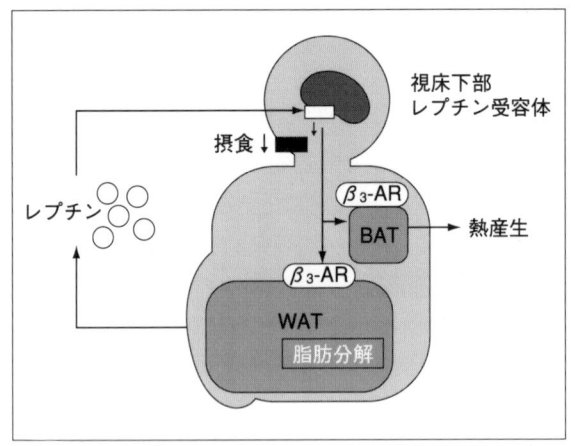

図 11　レプチンと β_3 アドレナリン受容体（β_3AR）
BAT：褐色脂肪組織，WAT：白色脂肪組織．
（坂根直樹，吉田俊秀：ホルモンと臨床 48：1063-1070，2000 より引用，一部改変）

作用が低下し熱産生，脂肪分解作用も低下する．Trp/Trp の野生型に対し Trp/Arg のヘテロ型，Arg/Arg のホモ型では熱産生が低下する．肥満者が多く，糖尿病の発症率の高いピマインディアンでは，ホモ型，ヘテロ型を合わせると人口の 50％以上になり，ピマインディアンの肥満は β_3AR 作用の低下による熱産生低下が関与していると考えられている（図12）．日本人はピマインディアンに次いでこの変異を持つ人の割合が高く約 36％である．これは両者の共通の祖先がモンゴルに発していると考えると理解しやすい（図13）．南太平洋の肥満国と知られるナウル諸島では β_3AR 変異はみられず，肥満発症のメカニズムは単一ではないことがよくわかる．

b．UCP

UCP はミトコンドリア内膜の機能蛋白であり，真核生物に広く共通して存在し，生体のエネルギー制御に深く関与している．

呼吸鎖のプロセスでは，NADH を主としたエネルギー基質の酸化と，それによってもたらされるプロトンの濃度勾配により，ATP 合成酵素によるリン酸化の過程が共役している．この共役が分断され電子伝達と ATP 合成の解離す

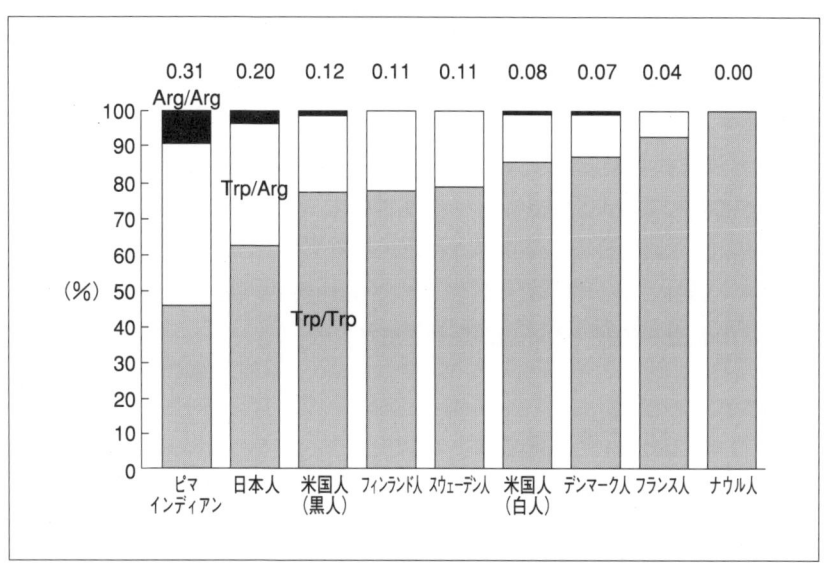

図 12 β_3アドレナリン受容体遺伝子多型の世界分布
（坂根直樹，吉田俊秀：ホルモンと臨床 48：1063-1070, 2000 より引用）

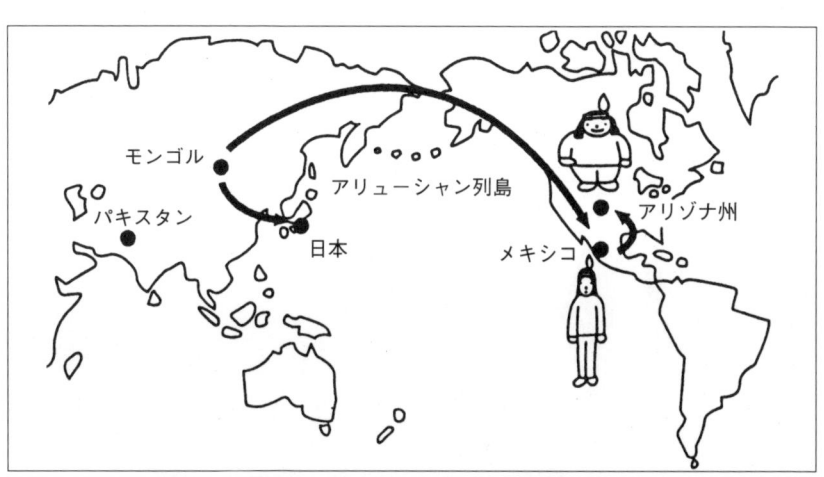

図 13 ピマインディアンの移動
（坂根直樹，吉田俊秀：ホルモンと臨床 48：1063-1070, 2000 より引用）

第2章　肥満とは

る脱共役が生じると，エネルギーが熱として放出される．すなわちATP産出に連動せずプロトンリークを起こし熱産生を生じれば，エネルギーの体内蓄積を防ぐことができるので注目されている．

　UCPには主にUCP1から4までが知られており，UCPファミリーとして蛋白構造が類似している．UCPについてもおのおののSNPが存在することが知られており，おのおののエネルギー代謝，熱産生効率の差異があることが知られている．UCP1および3はヒトにおいても熱産生の関与が確かめられており，今後の肥満症治療への応用が期待されている．

（4）内臓脂肪と皮下脂肪

　近年単に肥満しているということより，体脂肪がどこに多いか，体脂肪分布の違いが肥満に起因する疾患と関係が深いかが明らかになってきた．

　結論からいえば内臓脂肪（腹腔内脂肪）の増加が，皮下脂肪の増加より，より疾病の合併と関係が深い（図14）．

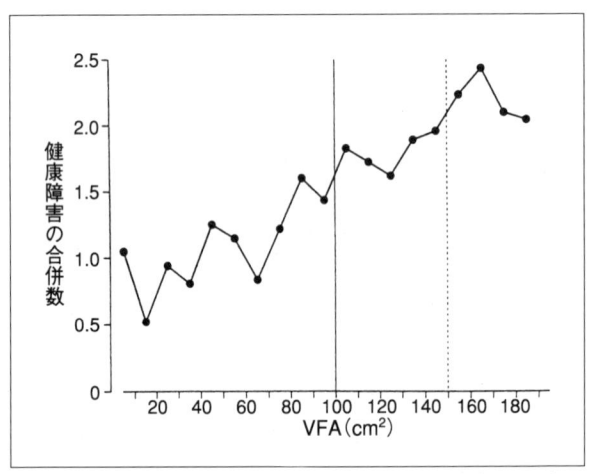

図14　内臓脂肪面積（VFA）別にみた肥満に伴う健康障害の平均合併数
　──：VFA 100 cm^2，……：VFA 150 cm^2
　（松澤佑次，他：新しい肥満の判定と肥満症の診断基準．肥満研究6：18-28，2000より引用）

a．体脂肪分布と疾病のかかわり

　体脂肪分布と疾患との関係は1940年代すでにVagueらにより指摘されていた．体型により腹部上部に脂肪が多い上半身肥満，あるいは男性型肥満と，臀部から大腿部に脂肪の沈着する下半身肥満あるいは女性型肥満との二つの型に分けられるようになった．1980年代にKissebahやBjörntorpらは腹部（ウエスト）と臀部（ヒップ）の周囲径を測定し，ウエスト・ヒップ比（W/H比）として表し，W/H比の高いものを上半身肥満，低いものを下半身肥満とに分けると，W/H比の高い上半身肥満を示す肥満者は，W/H比の低い者より，高血圧，高脂血症や虚血性心疾患が起こりやすいことを示した．

　1988年Reavenが提示したSyndrome Xは，耐糖能異常，インスリン抵抗性，高トリグリセリド血症，高血圧などを併せ持つ場合，虚血性心疾患など動脈硬化性疾患の発症，進展が起こりやすいというものである．さらにKaplanは上半身肥満，耐糖能異常，高トリグリセリド血症，高血圧の四つが揃うと死の四重奏（The Deadly Quartet）が奏でられ，冠動脈疾患となりやすく，死に向って歩み続けると述べ，脂肪分布の差異すなわち上半身への脂肪組織蓄積が動脈硬化疾患の発生，進展と深く関与していることを示した．

　CTで体脂肪分布と疾患との関連を検討していた松澤らは，動脈硬化性疾患の患者の多くは皮下脂肪より腹腔内脂肪（内臓脂肪）の蓄積が認められることを明らかにし，内臓脂肪の蓄積，高血圧，耐糖能異常，高脂血症などの動脈硬化性疾患の危険因子を併せ持つ病態を内臓脂肪症候群とした．Kaplanがあげた上半身肥満とは，松澤らのいう内臓脂肪の蓄積と同義であると考えてよいと思われる．

b．脂肪分布の判定法

　日本ではCTが普及しているため内臓脂肪の蓄積の判定が容易に行え，現在はCT画像フィルムから内臓脂肪面積を測定するソフトも販売されている[3]．欧米では伝統的に腹部と臀部の周囲径を測定し，その比をとるウエスト・ヒップ比（WHR）が用いられてきた．WHR 1.0以上を上半身肥満，1.0未満を下半身肥満とするのが一般的である．

　CTによる判定としては，臍部で撮影したCTでの内臓脂肪面積の増加とと

表 8 回帰直線より求めた内臓脂肪面積とウエスト周囲径の関係

内臓脂肪面積（cm²）	ウエスト周囲径（cm）	
	男性	女性
10	75.3	74.5
20	76.4	76.2
30	77.5	78.0
40	78.6	79.7
50	79.8	81.5
60	80.9	83.2
70	82.0	85.0
80	83.1	86.7
90	84.2	85.5
100	85.3	90.2
110	86.4	92.0
120	87.5	93.7
130	88.6	95.5
140	89.7	97.2
150	90.9	99.0
160	92.0	100.7
170	93.1	102.5
180	94.2	104.2
190	95.3	106.0

（松澤佑次，他：新しい肥満の判定と肥満症の診断基準．肥満研究6：18-28, 2000 より引用）

もに，肥満に起因して生じる合併症数が増加することが松澤らにより明らかにされ，内臓脂肪面積 100 cm² 以上を内臓脂肪蓄積過剰と判定する（**図 14**）．

しかし健康診断などで，CT 検査をすべてに行うのは現実には困難である．そこで腹部周囲径と内臓脂肪面積との相関をみたところ，内臓脂肪面積 100 cm² に相当する腹部周囲径は，男性で 85 cm，女性で 90 cm であった（**表 8**）．腹部周囲径がこの値以上であれば，内臓脂肪蓄積を疑い CT 検査（**写真**）を行うのがよいと考えられる．

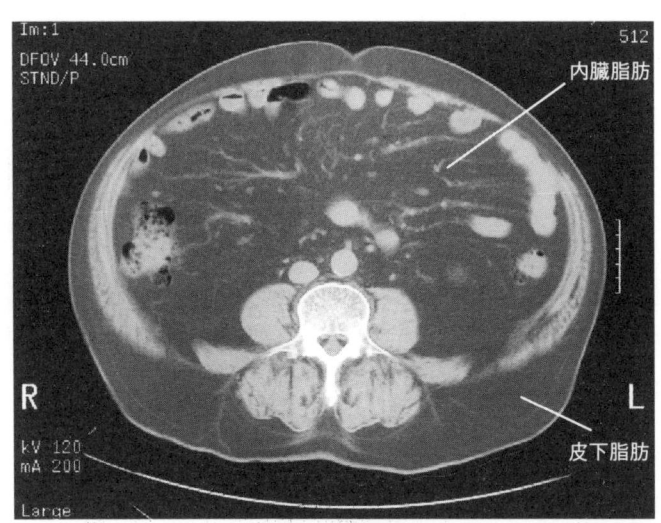

内臓脂肪

70歳，男性
166 cm, 82 kg
BMI 29.3
FPG 131 mg/dl
HbA$_{1c}$ 7.2%
GOT 36 IU/l
GPT 47 IU/l
γ-GTP 133 IU/l
TC 245 mg/dl
TG 198 mg/dl
BP 156/90

皮下脂肪

内臓脂肪型肥満

内臓脂肪

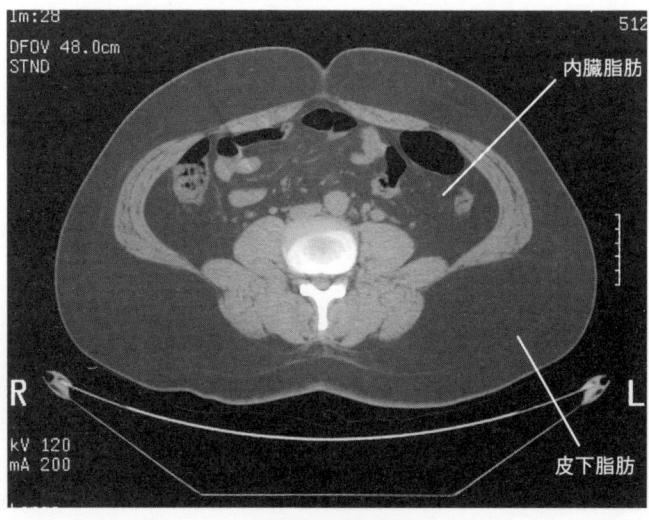

49歳，女性
152 cm, 83 kg
BMI 35.9
FPG 107 mg/dl
HbA$_{1c}$ 5.4%
GOT 25 IU/l
GPT 41 IU/l
γ-GTP 57 IU/l
TC 185 mg/dl
TG 142 mg/dl
BP 110/84

皮下脂肪

皮下脂肪型肥満

腹部周囲径からの簡易判定法は，欧米では男性 95 cm，女性 80 cm と日本と男女が逆転している．女性の場合，内臓脂肪面積が 100 cm² を超える場合は皮下脂肪も大概増加しているため，周囲径が大きくなる．欧米の周囲径は体脂肪全体の指標としてとらえられているが，日本では内臓脂肪量の指標としているための差異が生じていると考えられる．

（5）内臓脂肪の働き

脂肪細胞は従来エネルギーの貯蔵庫として働く，受動的な細胞であると考えられていた．ところが最近の研究では各種の生理活性物質やホルモン様物質を産生・分泌していることが明らかとなった．図 15 に示すように，脂肪細胞に由来する生理活性物質はこれまで数多く確認されている．例えば TNF-α はインスリン抵抗性を惹起し，脂肪細胞に多量に蓄えられているトリグリセリドは分解され FFA として血中に放出される．さらに LPL やコレステロールエステル

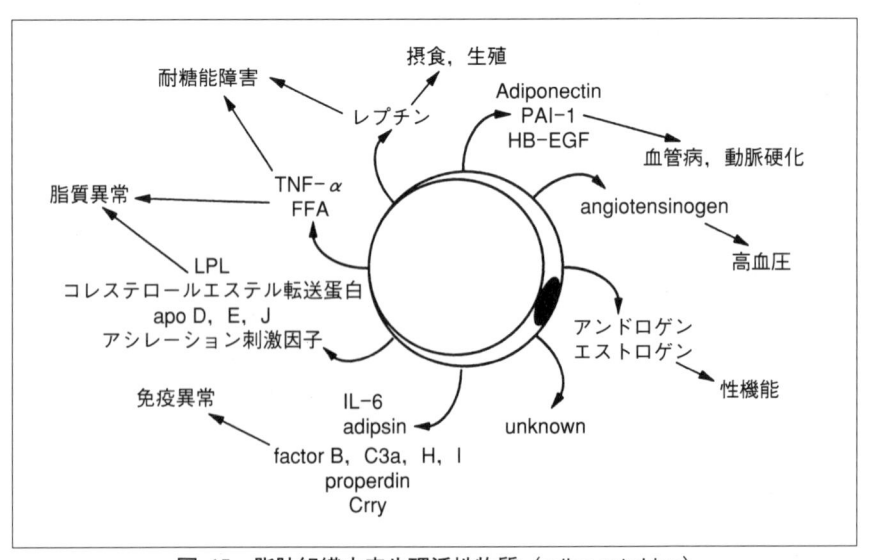

図 15　脂肪組織由来生理活性物質（adipocytokine）
（髙橋雅彦，松澤佑次：脂肪組織発現因子と疾患．ホルモンと臨床 48：1055-1062，2000 より引用）

転送蛋白などの作用もあいまって高脂血症など脂質異常が生じる．アンジオテンシノーゲンは高血圧を起こし，血管内平滑筋の増殖を抑制するアディポネクチンは脂肪組織の増加により逆に分泌が減少し，PAI-1の増加による血栓融解の抑制とともに動脈硬化を促進する．また IL-6 やアデプシンは免疫異常に関連している．脂肪細胞内での Aromatization によりアンドロゲン，エストロゲンが放出される．また，摂食や体脂肪量のコントロールに深く関連することが明らかになってきたレプチンの放出もみられる．

　このように脂肪細胞自体が生理活性物質を産生，放出しており，これらを総称してアディポサイトカイン（Adipocytokines）と呼んでいる．TNF-α，PAI-1 などは内臓脂肪から，レプチンなどは皮下脂肪から分泌されており，脂肪分布とその脂肪細胞活性の差異を表しており，合併する疾患との関係がわかる．

　脂肪細胞に発現することが明らかになっているにもかかわらず，作用が未知の物質も多数あり，今後さらに脂肪細胞と疾患との関係が明らかにされるものと考えられる．

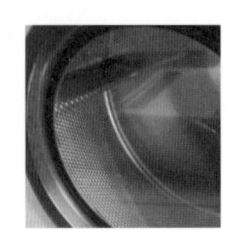

第3章 肥満症の診断

1．分　類

　肥満は，原発性（単純性）肥満と2次性肥満がある．原発性肥満とは，肥満を生じる原疾患が見られず，主に摂食過多（エネルギー摂取過剰），運動不足（エネルギー消費不足）が原因で生じるもので，肥満の95％以上を占めるといわれている．一方，2次性肥満とは何らかの原因，遺伝，先天的異常，疾病などを原因として起こるもので，原疾患が治療できれば肥満を解消することも可能である．

2．肥満の鑑別診断

（1）原発性（単純性）肥満

　原発性肥満は，2次性肥満を除外してはじめて診断される．逆にいえば原発性肥満と思っても，必ず2次性肥満を除外しなければならないということである．
　普通，原発性肥満と診断される場合，多くは過食，運動不足が基礎にあることが多い．肥満者をみた場合，ほとんど原発性肥満と考えてよい．
　しかし，最近遺伝子の解析が進歩し，これまで原発性肥満と考えられていた肥満者に，遺伝子変異があるために摂食が過剰になったり，また熱産生が低下しているため肥満していることが判明してきた．肥満も糖尿病と同様，複数遺伝子の組み合わせがエネルギー代謝を変える多因子疾患である．

(2) 2次性肥満

2次性肥満は数多くの疾患により生じるが，大きく分けると内分泌性肥満，遺伝性肥満，中枢性肥満の三つに分けられる．

a．内分泌性肥満（表9）

2次性肥満のなかでも比較的高頻度にみられ，治療可能な疾患が他の2次性肥満より多いのが特徴である．

表9 2次性肥満（内分泌性肥満）とその主要症候，必要な臨床検査

疾患名	主要症候	臨床検査
Cushing 症候群	中心性肥満，満月様顔貌，皮膚線条，高血圧，多毛，痤瘡，糖尿病	尿中 17-OHCS, 17-KS, 血漿コルチゾール，デキサメサゾン抑制試験，ACTH テスト，トルコ鞍，腹部 CT, MRI, 血管造影
Insulinoma	低血糖症状（頻回）	空腹時血糖，インスリン測定，絶食試験，ロイシン試験，トルブタマイド試験，血管造影，腹部 CT
甲状腺機能低下症	皮膚乾燥，浮腫様顔貌，脱毛，動作遅鈍	T_4, T_3, TSH, TBG, TRH テスト，甲状腺シンチ
Stein-Leventhal 症候群	多毛，無月経，不妊，両側性多嚢胞性卵巣腫大，若年女性	LH, FSH, LH-RH テスト，テストステロン，デキサメサゾン抑制試験，骨盤腔鏡検査，腹部超音波
偽性副甲状腺機能低下症	円形顔貌，肥満，低身長，中手骨短縮，テタニー，けいれん，皮下組織石灰化	血中 Ca, P, PTH, Ellsworth-Howard 試験
性腺機能低下症	思春期後の去勢，類宦官症	テストステロン，エストロゲン，LH, FSH, 17-OHCS, 17-KS, LH-RH テスト，hCG テスト，睾丸生検

（日本肥満学会：肥満症―診断・治療・指導のてびき．医歯薬出版，p 33, 1993 より引用）

①クッシング症候群

　副腎皮質よりのコルチゾール産生過剰のため肥満を生じる．軀幹が肥満し四肢が軀幹に比し細い中心性肥満（central obesity）となる．顔が丸くなる満月様顔貌（moon face），野牛背（buffalo hump），高血圧，糖尿病，皮下出血斑，赤色皮膚線条（striae cutis），骨粗鬆症などを呈する．下垂体腺種によるACTHの過剰産生により両側の副腎が腫大し，コルチゾールを過剰産生するクッシング病と，副腎腫瘍により起こる狭義のクッシング症候群とがある．

②甲状腺機能低下症

　甲状腺ホルモン産生の減少により，代謝が低下し肥満する．通常甲状腺の腫大があり，皮膚の乾燥，発汗の減少，耐寒性の低下，徐脈，脱毛，無気力などの症状がある．機能低下が顕著になると粘液水腫となる．

③インスリノーマ

　インスリノーマは膵β細胞が腫瘍性に増殖したもので，インスリンを過剰分泌することにより低血糖発作を生じる．インスリンは肝，筋，脂肪組織にエネルギーを蓄積する方向に作用するので，肥満しやすくなる．さらに，空腹時に低血糖となるため，その不快さを避けるため患者は常時食物を口にすることが多く，肥満を助長する．膵腫瘍（膵尾部に多い）を切除するが，悪性のものは転移しやすく，予後不良である．

④シュタイン・レーベンタール症候群（Stein-Leventhal Syndrome）

　若年女性に多く，多毛，無月経，不妊などの症状を呈する．インスリン抵抗性が著明であり，そのため肥満する．

⑤偽性副甲状腺機能低下症

　肥満に加え，円形顔貌，低身長，中手骨短縮などの身体的特徴を示す．腎尿細管のPTH不応による低カルシウム血症を起こし，そのためテタニー，けいれんが出現し，皮下組織の石灰化が認められる．血中，尿中カルシウム，リンの測定，PTHの測定，Ellsworth-Howard試験などにより診断される．

⑥性腺機能低下症

　性腺の内分泌機能の低下により類宦官症を呈する肥満となる．血中テストステロン・エストロゲンの測定，性腺刺激ホルモンの測定を行う．

表 10 2次性肥満(視床下部性肥満)とその主要症候, 必要な臨床検査

疾患名	主要症候	臨床検査
①視床下部性肥満		
間脳腫瘍	視床下部関連症状, 脳腫瘍症状	眼底, トルコ鞍, CTスキャン, MRI, 脳血管撮影, PEG
頭部外傷後遺症	無月経, 陰萎, 肥満, 尿崩症が頭部外傷後に出現	眼底, トルコ鞍, CTスキャン, MRI, 脳血管撮影, PEG
視床下部炎症性疾患	サルコイドーシス, クモ膜炎, 結核, 脳炎など	
白血病の浸潤	小児ALLによる	血液学的検索
脳血管障害		CTスキャン, MRI, 脳血管撮影
Fröhlich症候群	肥満, 性器発育不全, 無月経, 脳腫瘍症状, 尿崩症	LH-RHテスト, 脳の器質的病変を検索
Kleine-Levin症候群	嗜眠発作, 多食, 若年男子, 急性熱性疾患直後に発生	
仮性脳腫瘍	頭痛, 視力障害, 複視, 悪心, 嘔吐, 外転神経麻痺	髄液, CTスキャン, MRI, 眼底
empty sella症候群	中年女性, 肥満, 頭痛, 視力障害, 経産婦	トルコ鞍の拡大, CTスキャン, MRI, PEG
間脳症候群	新陳代謝障害, 自律神経, 内分泌症状が出没・反復	脳波, CTスキャン, MRI, PEG
②前頭葉性肥満		
前頭葉腫瘍	自発性・積極性の欠如, 精神症状, 脳腫瘍症状	眼底, トルコ鞍, CTスキャン, MRI, PEG, CAG

(日本肥満学会:肥満症―診断・治療・指導のてびき.医歯薬出版, p 32, 1993 より引用)

b. 視床下部性肥満(表10)

視床下部は別項(p 18参照)で述べるように, 摂食に関する中枢機構のある部位であり, 視床下部の病変は過食に陥りやすく, 肥満しやすい場合がある. 表10に示すように, 腫瘍や炎症性病変, 肉芽腫性病変, 外傷などを原因として肥満になる.

視床下部性肥満は肥満度が高い傾向にあり, また高インスリン血症も著明である. これは視床下部領域の破壊などにより交感神経刺激を介して高インスリン血症が生じるものと思われる.

表11　2次性肥満（遺伝性肥満）とその主要症候，必要な臨床検査

疾患名	主要症候	臨床検査
Bardet-Biedl症候群	肥満，網膜色素変性，知能低下，性器発育不全，多指（趾）症，遺伝性，奇形，腎症	眼底，視野，IQ，骨X線
Alström症候群	肥満，網膜色素変性，難聴，糖尿病，腎症	眼底，腎機能
Biemond症候群	肥満，知能障害，性器発育不全，紅彩欠損，水頭症，hypospadia	眼底，紅彩の検査
Prader-Willi症候群	肥満，知能障害，筋緊張低下，性器発育不全，特徴的顔貌	皮膚紋理（open loop pattern）
Morgagni症候群	閉経期女性，前頭骨内板過骨症，多毛，頭痛，精神症状	頭蓋骨X線
Klinefelter症候群	男性，性染色体異常（XXY），ときに肥満，性発育遅延	性染色体，口腔粘膜クロマチン，皮膚紋理
multiple X chromosomes	肥満，知能低下，短軀，蒙古人様の目，内反馬足	3〜5個のX染色体の証明
Carpenter症候群	肥満，知能低下，塔状頭，短指症，合指趾症	骨奇形，汎アミノ酸尿
Edwards症候群	網膜色素変性,性腺機能低下，肥満，神経性難聴，耐糖能異常，知能障害	LH・FSH上昇，テストステロン正常下限一低下

（日本肥満学会：肥満症―診断・治療・指導のてびき．医歯薬出版，p 34, 1993より引用）

c．遺伝性肥満（表11）

　遺伝性の先天的異常により生じる肥満で，多くは知能の低下や神経系の異常（聴力障害，視力障害）や性腺発育障害，四肢などの外形異常を示す．

　遺伝性肥満のなかでよくみられるのは，Prader-Willi症候群（筋緊張低下，知能低下，性腺機能低下，肥満，アーモンド様眼裂，小指症），Bardet-Biedl症候群（肥満，網膜色素変性，知能低下，性器発育不全，多指（趾）症，家族性発生）である．

（3）身体所見の診かた

肥満者を診た場合，2次性肥満を発見する診察法を述べる．

体形，体格
- 中心性肥満（central obesity），野牛背（buffalo hump）→クッシング症候群
- 低身長→偽性副甲状腺機能低下症

外形異常
- 多指（趾）→ Bardet-Biedl 症候群
- 短指→偽性副甲状腺機能低下症，Carpenter 症候群
- 性器発育不全→遺伝性肥満
- 円形顔貌→クッシング症候群，偽性甲状腺機能低下症

皮膚，毛髪
- 赤色皮膚線条→クッシング症候群
- 浮腫様顔貌→甲状腺機能低下症
- 多毛→クッシング症候群，シュタイン・レーベンタール症候群，Morgagni 症候群
- 皮膚乾燥→甲状腺機能低下症
- 皮膚紋理→ Prader-Willi 症候群

知能
- 知能障害低下→遺伝性肥満

感覚器
- 網膜色素変性→ Bardet-Biedl 症候群，Edwards 症候群
- 聴力障害→ Alström 症候群，Edwards 症候群

（4）検査の手順

　肥満症の診断には二つのポイントがある．まず第一に2次性肥満であるかどうかであり，単純性肥満は2次性肥満の除外診断となる．次に肥満の合併症の有無，その重症度を調べる必要がある．いずれも肥満症の治療に直結するものである．

a．2次性肥満の除外診断

　当然のことながら病歴の聴取が重要となる．肥満し始めた時期，体重増加の早さ，摂食の様子などに加え，家族歴，既住歴などもよく確認する．

　理学的所見も重要であり，前の項に述べた所見を注意しながら診察する．だいたい病歴の聴取と全身の診察で2次性肥満か単純性肥満かは見当がつくことが多い．2次性肥満であっても過食や運動不足というエネルギー過剰状態がなければ肥満することはない．また逆に過食があるからといって2次性肥満を除外し単純性肥満であると診断するのも好ましくない．

　2次性肥満のなかで頻度の高いのは内分泌性肥満であり，初診時に血中ホルモン（甲状腺ホルモン：fT_3，fT_4，TSH，コルチゾール）は必ず測定する．無月経，多毛を認めた場合は性ホルモン（E_2，E_3）LH，FSH などを測定する．遺伝性肥満は特徴ある体型，知能障害などを認めればさらに精査する．視床下部性肥満は稀であり，頭部CT，MRIなどで発見されることもある．

　2次性肥満の可能性が低いと考えられた場合は，一応単純性肥満として診療する．その経過で疑いが出てくればその時点で精査を行う．

b．肥満の程度および肥満に基づく合併症の検査
① 肥満の程度の検査

　体重，身長などの測定に加え，体脂肪量を測定する．通常インピーダンス法などの簡易法に加え，DEXA法による体脂肪量を測定する．腹部CTにより臍レベルでCT画像を撮影し，内臓脂肪，皮下脂肪面積を測定し，内臓脂肪型か皮下脂肪型かを判定する．内臓脂肪面積が100 cm^2 以上であれば内臓脂肪型と判定する．腹部CT検査の際，同時に肝，膵，副腎などを調べておく．

② 肥満の合併症の検査

　血圧，脈拍を測定し高血圧，不整脈の有無を診る．血液（血算），尿に異常があれば精査に移る．血液生化学検査では，総蛋白，アルブミンで栄養障害を調べる．低値であればレチノール結合蛋白を測定すると明確になる．肝機能（ALP，GOT，GPT，γ-GTP，Ch-E，T-Bil など）を検査し，γ-GTP，Ch-E が高く GPT＞GOT を認めれば脂肪肝を合併していることが多く，CT，US にて確認する．肝障害があれば B 型，C 型肝炎ウイルスのチェックは必ず行う．腎障害があれば治療法の選択に影響するので腎機能（Cr，UN，尿酸）を測定し，よく確認する．肥満者では尿酸が高いことが多く，特に減量中には上昇することが多い．多くは尿酸産生過剰型であるが排泄低下型のこともあり，尿酸クレアランスを計算する．血清脂質（総コレステロール，トリグリセリド，HDL-コレステロール，LDL-コレステロール）を測定し，高値であればリポ蛋白分画をみ，高脂血症のどのタイプであるかを判断する．肥満者ではトリグリセリドが高値で VLDL の増加したⅣ型が多い．

表 12　肥満症診断の際の検査

1）肥満の程度
　・体脂肪量（率）　インピーダンス法
　　　　　　　　　　DEXA 法
　・体脂肪分布　　　CT
　　　　　　　　　　US
2）肥満の合併症
　・血圧，脈拍
　・血液
　・尿
　・血液生化学（総蛋白，アルブミン，肝機能，腎機能，血清脂質，尿酸）
　・血中ホルモン（甲状腺ホルモン(fT_3, fT_4)，TSH，コルチゾール，ACTH）
　・血糖，HbA_{1c}，インスリン（IRI）
　・胸部 X 線撮影
　・心電図，負荷心電図，ホルター心電図
　・腹部 US，CT
　・血液ガス分析，呼吸機能
　・睡眠検査
　・基礎体温，性ホルモン
　・骨，関節 X 線撮影，MRI

血中ホルモンは甲状腺，副腎機能を知るために測定する．甲状腺機能には fT_3，fT_4，TSH を，副腎皮質機能にはコルチゾール，ACTH を測定する．

　糖尿病の検査には血糖(空腹時，随時)，HbA_{1c} を測定する．空腹時には血糖，インスリンを測定し，HOMA-R を計算する．HOMA-R は主に肝のインスリン感受性を示すとされており，空腹時の(血糖×インスリン)÷405 の値をいい，1.5 以上であればインスリン感受性の低下（インスリン抵抗性）があると考えられる．

　胸部 X-P，心電図は心肥大，冠不全，不整脈がないかを検査する．冠不全が疑われれば負荷心電図やトレッドミル検査を行う．頻度の低い期外収縮などはホルター心電図で発見されることが多い．

　腹部 US，CT は体脂肪量や，内臓脂肪量の増加がないかをみるものである．同時に肝，胆，膵，腎の病変を知ることができる．特に脂肪肝は US での輝度の上昇，CT での脂肪蓄積による CT ナンバーの低下があれば診断される．呼吸困難のある場合は血液ガス分析や呼吸機能をスパイロで検査する．睡眠時無呼吸症候群は肥満者に多くみられ，いびきや睡眠時の呼吸停止があることで疑われる．睡眠検査で気管呼吸音，胸廓の動き，酸素飽和度を検査する．

　無月経，生理不順，不妊があれば，基礎体温を測定し，性ホルモン（エストロゲン，LH，FSH，テストステロン）を測定する．

　膝関節など関節障害がある場合は X 線撮影に加え MRI 検査が有用である．

第4章

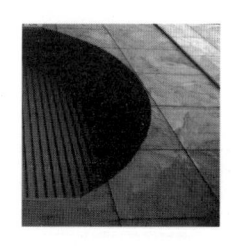

合併症

1. BMIからみた肥満の合併症

　日本でも多くの疫学調査があるが，吉池らは約15万人の成人を対象に高血圧，高コレステロール血症，高トリグリセリド血症，HDLコレステロール血症，糖尿病の五つの疾患がBMIの増加とともにどのように増加するかを検討した成績を報告した．各疾患とも，もっとも疾病の合併することが少ないBMI 22を1として，合併症の危険率が2倍になるBMIを調べた．危険率が2倍となるのは，高血圧，高トリグリセリド血症，低HDLコレステロール血症でBMI 25，糖尿病はBMI 27，高コレステロール血症ではBMI 29であった（図16）[4]．

　また，主要10疾患（肺疾患，心疾患，上部消化管疾患，高血圧，高脂血症，腎疾患，肝疾患，高尿酸血症，耐糖能異常，貧血）についてBMIの増加とその疾病の有病率をみた松澤らのデータでは，高血圧，肝疾患，高脂血症，高尿酸血症，耐糖能異常などがBMIの増加に伴って上昇した．逆に減少したのは，肺疾患，上部消化管疾患，貧血であった（図8）．

　肥満者はただ肥満しているだけではなく，糖尿病，高血圧，高脂血症などが同時に合併することが多いことが知られている．肥満の人には，いくつか病気が同時についてまわっているといえる．最近では，単に肥満というより，脂肪分布の差異によって合併症の起こりやすさが違うと考えられている．内臓脂肪型肥満の方が皮下脂肪型肥満より，より合併症が起こりやすい．これらの合併症数（有病指数と呼ぶ）をみると，やはりBMIが増加するとともに，合併症数も増加する．男性と女性を比べると，男性の方が合併症数は急峻に増加するが，これは女性に対して男性の方が体重とともに内臓脂肪が増えやすいためではな

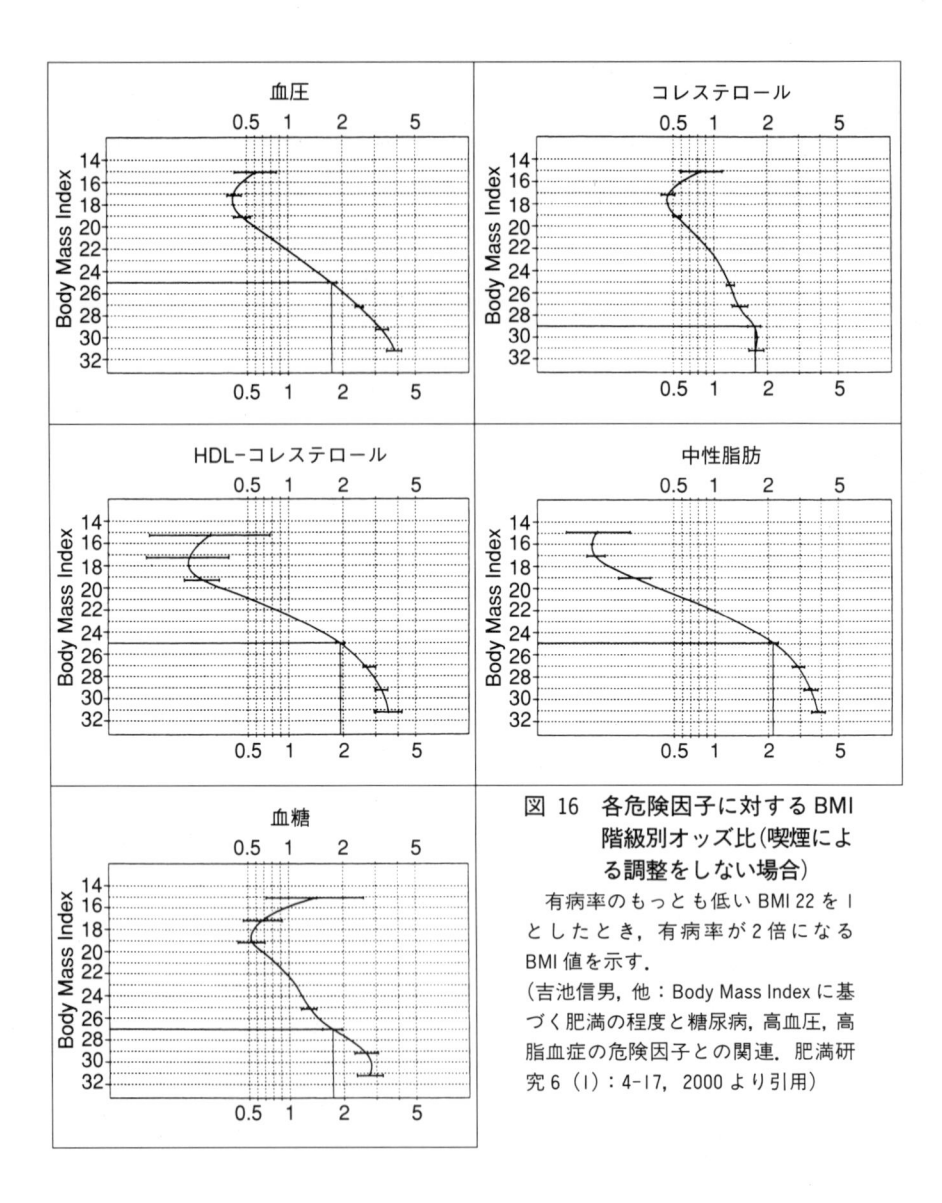

図 16 各危険因子に対する BMI 階級別オッズ比(喫煙による調整をしない場合)

有病率のもっとも低い BMI 22 を1としたとき,有病率が2倍になる BMI 値を示す.
(吉池信男,他:Body Mass Index に基づく肥満の程度と糖尿病,高血圧,高脂血症の危険因子との関連.肥満研究 6 (1):4-17, 2000 より引用)

いかと考えられている(図9).

2．Metabolic syndrome

　かなり以前より，肥満者には，ありふれた病気である糖尿病，高血圧，高脂血症などがよく併発することが知られていた．肥満者では確かにこのような病気のひとつやふたつを持っていることはザラにある．1988年Reavenは，インスリン抵抗性，耐糖能異常，高インスリン血症，VLDL-TGの増加，HDL-Cの低下，高血圧などが1人の個人に併発しやすく，冠動脈合併症を起こしやすいことを報告し，この病態をSyndrome Xと呼んだ．この後，Zimmetは上半身肥満，高尿酸血症，運動不足，加齢などを加えSyndrome X plusとしたが，1989年，Kaplanは上半身肥満，耐糖能異常，高トリグリセリド血症，高血圧の四つにしぼり，この四つの病態がそろうと動脈硬化が促進されやすく冠動脈疾患を起こしやすく，それが原因で死亡することが多いので「死の四重奏 The Deadly Quartet」と呼ぶことを提唱した．

　ありふれた病気であっても，それが集積すると動脈硬化が起こりやすいというこれらの病態において，肥満の果たす役割は当初は明らかではなかった．肥満している人に，糖尿病，高血圧，高脂血症などが起こりやすく，インスリン抵抗性がおのおのの疾病の発生に関与しているとすれば，肥満がインスリン抵抗性を惹起し，糖尿病，高血圧，高脂血症などを起こしやすくなるのではないかと考えられるようになった．すなわち，肥満がこのようなありふれた疾患の原因となっているのである．先の「死の四重奏」の第一バイオリン，すなわち動脈硬化に至る病態の主要因は，肥満ではないかと考えられる．

　肥満についても，単に体重が重い，脂肪組織が多いのが問題ではなく，脂肪分布の違いが重要であることが，徐々に明らかにされてきた．欧米ではウエストとヒップ（腹部と臀部の周囲長）を測定し，その比をとりウエスト・ヒップ比 Waist Hip Ratio：WHR）として表し，肥満者の冠動脈疾患の発生率の追跡調査を行った．その結果，WHRの大きい人は，小さい人より冠動脈疾患を発症しやすいことがわかった．つまり，臀部より腹部が大きい，腹の出っ張った人の方が心臓病になりやすかったのである．

　日本でも大阪大学の松澤，徳永らは，肥満者をCTで全身撮影し，BMIが同

じ肥満者であっても皮下脂肪の多い人と，内臓（腹腔内）脂肪の多い人とを比較すると，内臓脂肪の多い人の方が動脈硬化になりやすく，冠動脈疾患も多いことを見い出した．

　動脈硬化だけでなく，内臓脂肪型肥満の人には糖尿病(耐糖能異常)，高脂血症，高血圧，心機能異常，脂肪肝，高尿酸血症などの合併率が高値であることが判明している．現在ではこれらの疾患は，内臓脂肪組織が産生する各種のサイトカイン，ホルモンなど生理的活性物質の直接的作用によって生じるのではないかと考えられている．

3．糖尿病

　糖尿病，特に2型糖尿病は，体重の増加に従って，肥満の程度が高度になるにつれ増加することが知られている．糖尿病の有病率をみたものでは，BMI上昇とともに増加する．糖尿病の有病率が低いのはBMI 18.0の時の16.3%であるが，BMI 32.0となると51.6%と著明に増加する．一方，耐糖能異常の有病率はBMI 19.0で最低だが，BMI増加に伴う有病率の上昇はわずかである（図17）．

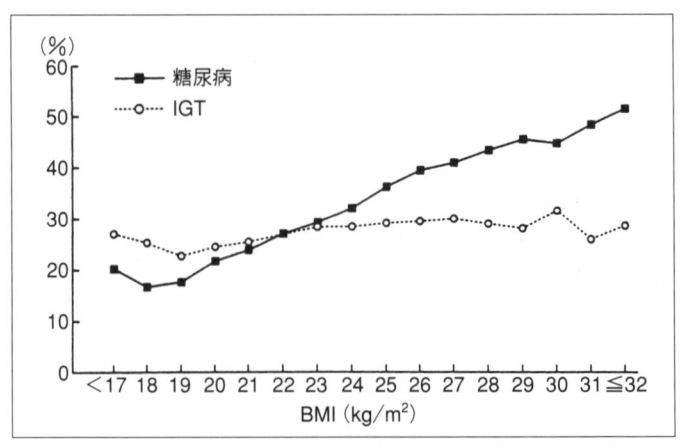

図17　BMI別にみた糖尿病と耐糖能低下（IGT）の頻度
（伊藤千賀子：広島市の被爆者集団における肥満の頻度，疫病罹患率と予後．肥満研究4（1）臨増：33-37，1998より引用）

肥満を原因とする糖尿病の発症は次のように考えられる．過食，運動不足により肥満すると，インスリン受容体数が減少しインスリン抵抗性が生じ，そのためさらにインスリン分泌は増加する．この際，インスリン分泌能がインスリン抵抗性に勝る間は血糖は正常あるいは耐糖能異常といわれる程度にとどまる．しかし，インスリン分泌能が抵抗性に追いつかなくなると血糖が上昇し糖尿病となる（図18）．

　肥満の早期からインスリン分泌能が低下する，あるいは抵抗性がもともと高いという遺伝的素因を持つ人では，肥満する（体脂肪組織が増加する）と容易に血糖が上昇し，糖尿病と診断されるようになる．

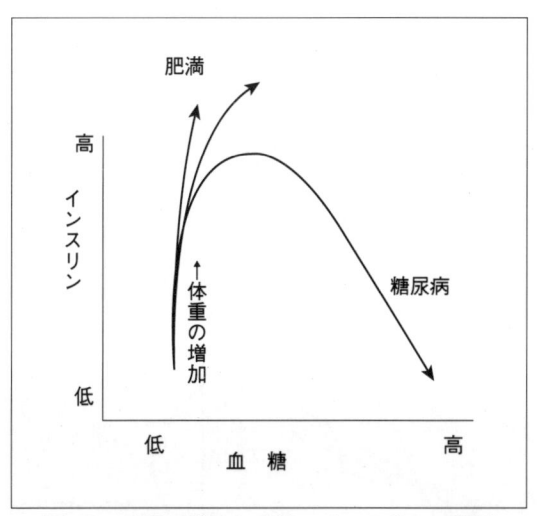

図 18　体重の増加と血糖，インスリンの関係
体重が増加するとインスリン抵抗性が高まり高インスリン血症となる．さらに体重が増加しインスリン分泌がインスリン抵抗性を下回ると高血糖（糖尿病）となる．インスリン分泌がそのまま持続すると肥満が助長される．

4. 高血圧症

　肥満と高血圧との関係もよく知られている．佐々木らの人間ドック受診者5222名を対象とした検討によると，BMIの増加とともに収縮期，拡張期血圧ともに上昇する．高血圧を収縮期血圧160 mmHg，拡張期血圧95 mmHg以上のいずれかに該当するとすれば，高血圧と診断される人の頻度もやはり増加する．肥満と血圧の上昇，高血圧と診断される人の頻度について，ほとんど男女差がないことも特徴である（図19）．

　アメリカではNIHが行っているNHANES III（The 3 rd National Health

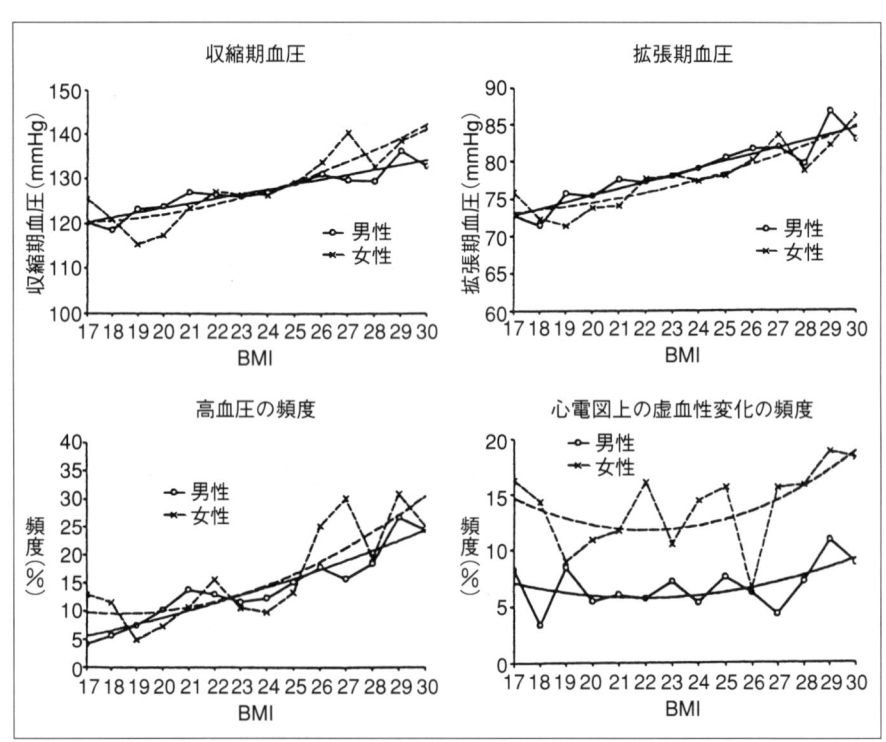

図19　BMI別にみた収縮期血圧および拡張期血圧の平均値ならびに高血圧および心電図上の虚血性心疾患変化の頻度（———，------は平均推定値）
（佐々木陽：肥満研究4（1）臨増：56，1998より引用）

and Nutrition Examination Survey）によると，高血圧の頻度はBMI 25未満では男性18.2％，女性16.5％であるのに対し，BMI 30以上となると男性では38.4％，女性では32.2％に増加する．ここでいう高血圧とは平均収縮期血圧140 mmHg以上，平均拡張期血圧90 mmHg以上，あるいは降圧薬治療を受けているものをいう．

　肥満と高血圧との関係は認められているが肥満者がすべて高血圧であるとは限らないのもまた確かである．表13に示すように肥満者に高血圧が発症する因子がこれまであげられている．

　これまでよく説明として用いられてきた，肥満者に生じる高血圧の原因がいくつかある．そのひとつは，肥満者は循環血液量が増加しており，脂肪組織が増加しているにもかかわらず，増加している脂肪組織では血管床が増えておらず逆に血管抵抗が高まっているため，心拍出量と末梢血管抵抗で規定される血

表 13　肥満高血圧の発症に関連する因子

1．生理学的因子
　　1）血液量増加
　　2）心拍出量増加
　　3）末梢血管抵抗増加
2．神経・内分泌・代謝因子
　　1）高インスリン血症・インスリン抵抗性
　　2）耐糖能障害
　　3）レニン・アンジオテンシン・アルドステロン系の関与
　　4）交感神経系の関与
　　5）コルチゾール分泌増加
　　6）血中コレステロール・トリグリセライド増加による動脈硬化の進展
3．外部環境因子
　　1）運動量減少
　　2）過食に伴う食塩摂取の増加
4．遺伝因子
5．脂肪分布
　　1）内臓脂肪型肥満
　　2）上半身肥満
　　3）腹部肥満
　　4）男性型肥満

（徳永勝人，編：肥満Q＆A．医薬ジャーナル社，p 96, 1997より引用）

圧が上昇するというものである．また別の説では，肥満者にみられる高インスリン血症のため腎尿細管でのナトリウム再吸収が増加し，循環血液量が増加するため血圧が上昇するという説である．他にも交感神経系や，副腎より分泌されるコルチゾールの分泌が増加するためなどともいわれている．

　近年，脂肪分布と高血圧の関係が解明されてきた．内臓脂肪の増加と血圧の上昇とに強い相関が認められ(図20)，内臓脂肪組織中の脂肪細胞が直接アンジオテンシノーゲンを産生，分泌し，アンジオテンシンIIが増加し，血管の収縮をひき起こし血圧を上昇させるのではないかといわれている．

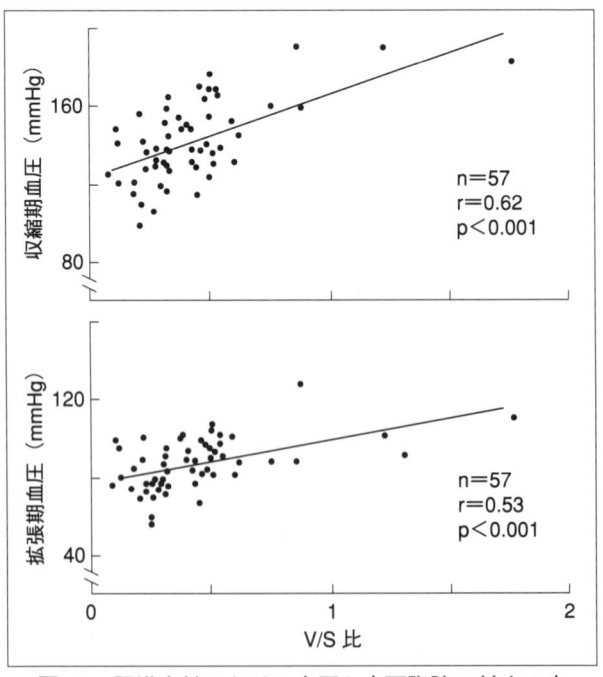

図20　肥満女性における血圧と皮下脂肪に対する内臓脂肪面積比（V/S 比）との関係
(徳永勝人：肥満の合併症．肥満 Q & A．医薬ジャーナル社，p 97, 1997 より引用)

5．高尿酸血症

　血清尿酸値は肥満者では高値で，体重の増加とともに上昇する（図21）．また逆に尿酸値の高い人では，BMIが高値を示す（図22）．BMIが20以下では血清尿酸値の平均は5.6 mg/dl 程度であるが，BMIが30以上となると平均血清尿酸値はほぼ7.0 mg/dl となる．

　高尿酸血症患者の特徴のひとつとして，肥満，過食，アルコール多飲であることが多く，同時に高脂血症，高血圧，耐糖能異常などを併発していることが多い．過食，アルコール多飲はプリン体の摂取が増加する原因となり，また肥満に関連してプリン体の合成が過剰になる結果，高尿酸血症が生じると考えられている．

　また，肥満者では腎よりの尿酸排泄能の指標である尿酸クリアランス/クレアチニンクリアランス比（Cua/Ccr）が低下しており，この比は体重の減少とともに上昇することが報告されている．

　高尿酸血症と高脂血症との合併がよくみられる．この両者の関係は明らかではないが，以下のような機序が考えられている．グリコーゲンから遊離脂肪酸が合成される際にNADPHが消費される．このNADPHの供給源はグルコース6リン酸から phosphoribosyl pyrophosphate（PRPP）を合成するグルコース6リン酸脱水素酵素であり，この酵素活性の亢進はPRPP産生過剰状態となる．PRPPはプリン体合成の重要な材料であり，PRPPが増加することはプリン体合成を促進し，結果として尿酸合成を増加させるのではないかといわれている．

　また最近の知見では，脂肪分布の違いで尿酸値上昇の原因が異なっていることが明らかになった．皮下脂肪型肥満と内臓脂肪型肥満ともに70％に高尿酸血症が認められたが，皮下脂肪型ではその大部分が尿酸排泄低下型であったのに対し，内臓脂肪型肥満では排泄低下型は30％であり，合成過剰型が40％を占め，合成過剰が尿酸値上昇の原因になっている．

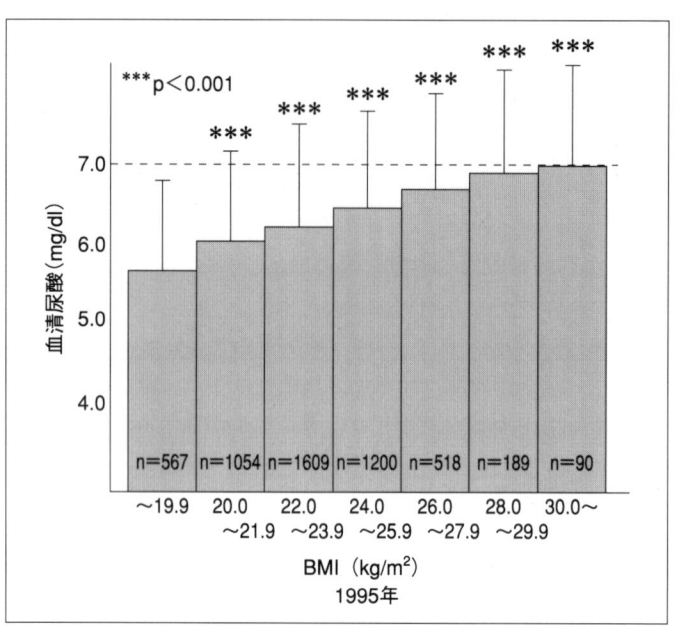

図 21　BMI 層別の血清尿酸
(細谷龍男, 他:肥満と高尿酸血症. 肥満研究 4 (1) 臨増:82, 1998 より引用)

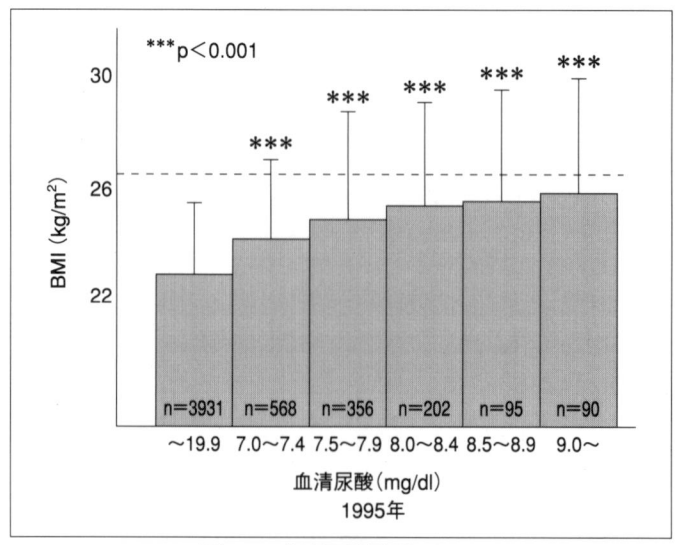

図 22　血清尿酸層別の BMI
(細谷龍男, 他:肥満と高尿酸血症. 肥満研究 4 (1) 臨増:81, 1998 より引用)

6．肝，胆，膵疾患

（1）脂肪肝

　肥満症に合併しやすい肝疾患で多いのは脂肪肝である．過食による栄養素の過剰摂取は，肝に大量の脂肪を蓄積しインスリン抵抗性を惹起するとともに，膵インスリン分泌の促進をもたらす．

a．診　断
　脂肪肝の診断は肝生検によって行うのが確実であるが，日常診療上では超音波やCTを用いた画像診断，血液生化学的診断を組み合わせて総合的に診断される．超音波診断では肝の腫大と輝点の増強が，CTでは脂肪蓄積によるCTナンバーの低下が主な所見である．血液生化学的には，トランスアミラーゼの上昇（GPT＞GOT）や，コリンエステラーゼの上昇，γ-GTPの上昇などがよく見られる．注意しなければならないのは，慢性肝炎，特にウイルス性肝炎との鑑別で，B型，C型肝炎ウイルス抗体価は必ず初診時に測定しておく．

b．成　因
　肝細胞ではトリグリセリドが合成され，VLDL（Very Low Density Lipoprotein）として血中に放出されている．門脈を介し肝に供給される遊離脂肪酸（FFA）からトリグリセリドが作られ，VLDLを形成し肝より分泌されるが，FFA量が多いとそのバランスが崩れ肝細胞内にトリグリセリドが貯留される．
　特に内臓脂肪型肥満では，腹腔内内臓脂肪細胞は代謝活性が高いため，容易に遊離脂肪酸を放出し，門脈を通り肝に流入することになる．流入量がVLDLとして放出される量を上回ると，肝細胞に脂肪滴として蓄積される．血中VLDLも増加していることから高トリグリセリド血症を合併していることが多い．

c．治　　療

　脂肪肝の治療は肥満症の治療そのものと考えてよい．食事療法により，体重を減少させるとともに，内臓脂肪量を減少させるのが有効である．

（2）胆　　石

　胆石も肥満に合併しやすい疾患のひとつである．日本の報告でも，BMI 22.5未満の人に比べ，BMI 25 以上になると胆石の危険率は 1.9 倍に増加する[5]．アメリカの Nurse's Health study でも BMI 24 未満の人と比べ，BMI 30〜35 では 3.69 倍，35〜40 で 4.72 倍，40〜45 で 5.11 倍，45 以上で 7.36 倍と胆石罹患率が上昇している[6]．

　肥満者では胆汁中へのコレステロール分泌が亢進しており，そのためコレステロール結石が生じやすいとされている．

　問題なのは，肥満者が体重を減少させるとかえって胆石の形成を促進することにある．先に示した Nurse's Health Study にても，体重を 4 から 10 kg 減少させると，胆石罹患率が 44％上昇し，10 kg 以上の減少では 94％も上昇する．

7．動脈硬化

（1）冠動脈疾患

　冠動脈疾患の危険因子として，肥満が重要であることは以前より知られていた．冠動脈疾患の疫学的研究として有名な Framingham Heart Study では，男女とも肥満の程度が高まるにつれ，冠動脈疾患の発生率が上昇することが示されている（図 23）[7]．

　特筆すべきこととして，肥満は冠動脈疾患の発症に，高血圧，高脂血症，糖尿病などと同様に，独立した危険因子であることが明らかにされたことである．

　日本でも福岡県久山町で行われている久山町住民調査により，心筋梗塞による死亡率は BMI の増加とともに上昇していることが明らかにされている（表 7）[8]．

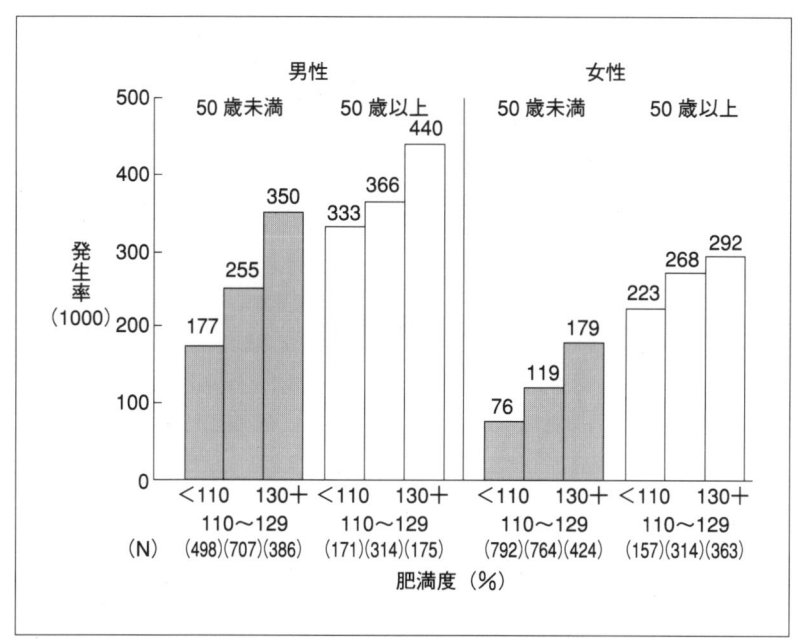

図 23 肥満度と冠動脈疾患発症頻度
(Hurbert HB：Obesity as a independent risk factor for cardiovascular disease：A 26 year follow-up of participants in the Framingham Heart Study. Circulation 67：968-977, 1983 より引用)

洋の東西を問わず，肥満者に冠動脈疾患が起こりやすいことは明白である．

近年，単に体重の増加や肥満というだけでなく，脂肪分布の違いが冠動脈疾患の発症と関連していることが次々と明らかにされてきた．上半身肥満の人は下半身肥満の人より冠動脈疾患が発症しやすいことが明らかとなった．腰囲と臀囲を測定し，その比をとる Waist Hip Ratio（WHR）が大きければ上半身肥満であることを示しているが，1984 年 Lasson は男女ともこの WHR が大きいほど冠動脈疾患が起こりやすいと報告した[9]．松澤，徳永らは CT により腹腔内脂肪の蓄積を検討し，内臓脂肪型肥満と皮下脂肪型肥満とに区別し，内臓脂肪型肥満に動脈硬化性疾患が起こりやすいことを報告した．

内臓脂肪型肥満で冠動脈疾患の起こりやすい理由として，内臓脂肪組織の脂肪細胞は，皮下脂肪組織の脂肪細胞より代謝活性が高く，多くのサイトカイン

を産生,分泌することが判明してきた[10].動脈硬化に関与する病態は図24に示すように,PAI-1の増加により血栓形成が促進され,アディポネクチンの減少により血管平滑筋増殖などが生じ,動脈硬化,特に冠動脈硬化を生じる.また,TNF-αによりインスリン抵抗性を惹起し,耐糖能異常となると考えられている(図25).現在他にもいくつかのサイトカインの関与が考えられており,研究

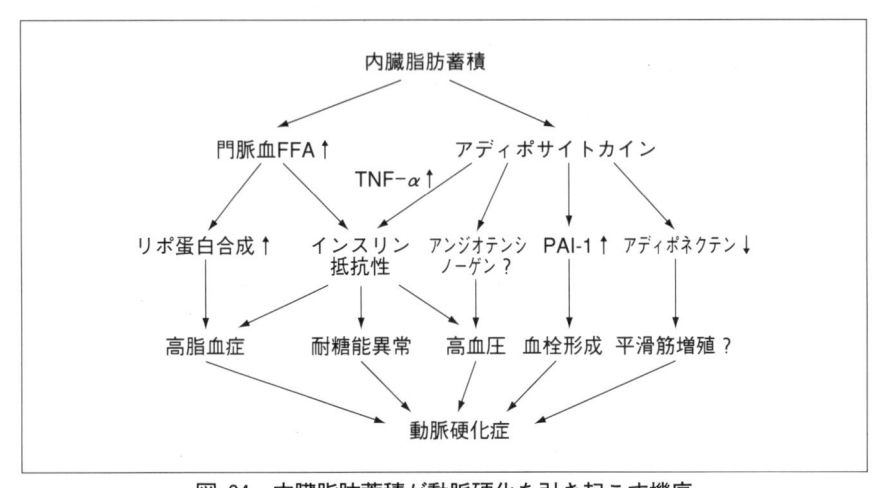

図24 内臓脂肪蓄積が動脈硬化を引き起こす機序
(髙橋雅彦,他:脂肪組織発現因子と疾患.ホルモンと臨床48:1055-1062, 2000 より引用)

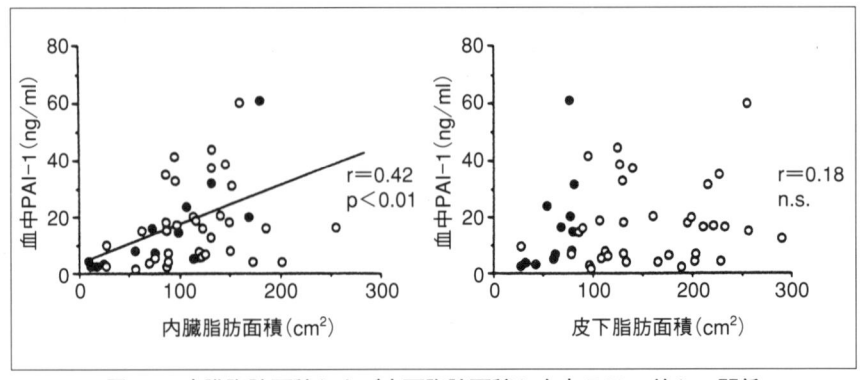

図25 内臓脂肪面積および皮下脂肪面積と血中PAI-1値との関係
○肥満者, ●非肥満者
(髙橋雅彦,他:脂肪組織発現因子と疾患.ホルモンと臨床48:1055-1062, 2000 より引用)

が続けられている．

（2）脳血管障害

　肥満と脳血管障害との関係は，心血管障害ほど明らかではないが肥満は脳血管障害のリスクファクターのひとつと考えられている．Framingham Study では体重が増加するほど，脳卒中が増えることを示している（図26）[7]．日本でも久山町研究によると，やはり脳卒中による死亡率は BMI 27 以上で高くなっている（表7）．生命保険加入者の脳血管疾患による入院率も，BMI が大きいほど高くなる．体重の増加は脳血管障害のリスクファクターと考えられる（図27）[9]．日本での循環器疾患基礎調査と NIPPON DATA を用いた肥満と循環器疾患による生存率の検討では，BMI 30 以上の超肥満群の累積生存率は BMI 18.5～23.5 の群より低くなっていた[11]．もっとも，BMI 18.5 以下のやせでも循環器疾患の生存率は低下しており，著しい肥満，やせとも好ましくないことがわかる．

　生命保険加入者の死亡率と体重（BMI）との関係でも，やはり BMI が 30 以上，18 以下になると死亡率が上昇している[12]．

8．骨・関節疾患

　肥満者には膝関節痛，腰痛を訴える患者が多く，その原因が肥満であることは容易に想像される．体重が増加すると，関節への荷重が大きくなり，長年の肥満があるとそれに耐えられなくなり，変形性関節症を引き起こす．腰野らの調査によると変形性膝関節症患者はほぼ9割が 51 歳以上でその平均的体重は男性で 62.3±8.9 kg，女性で 55.4±8.5 kg であった．これに相当する年齢の健常者の平均体重は男性で 58.8±8.7 kg，女性で 52.7±8.0 kg であり変形性膝関節症患者は体重が重いことがわかる．

　変形性関節症は男性より女性に多い．この理由は第一には女性は骨格が細く，関節面積が小さいため単位面積あたりの荷重が大きくなるためである．変形性

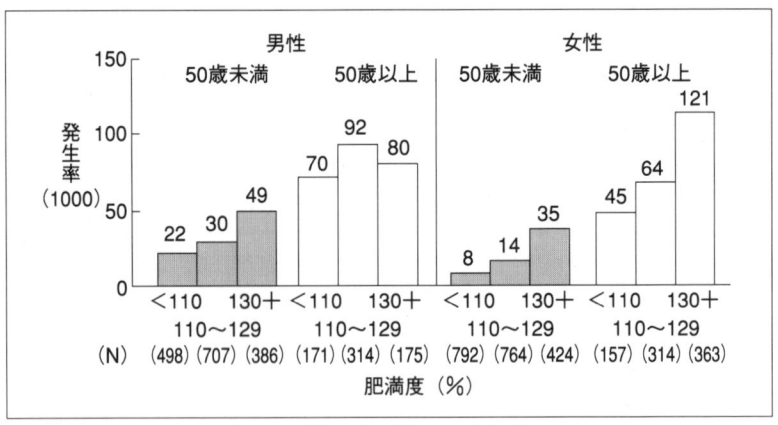

図26 肥満度と脳卒中発生頻度

男女とも肥満度が増加するにしたがって，脳卒中の発症頻度は上昇している．とりわけ50歳以下の女性では，肥満者は脳卒中発症率は正常体重者の約4倍となっている．
(Hurbert HB：Obesity as a independent risk factor for cardiovascular disease：A 26 year follow-up of participants in the Framingham Heart Study. Circulation 67：968-977, 1983 より引用)

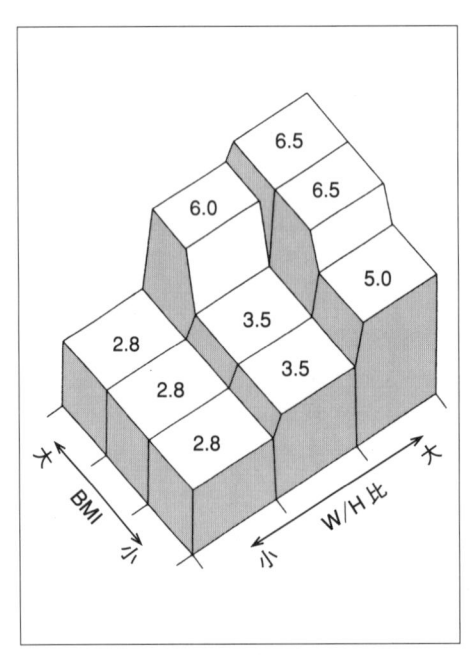

図27 BMIおよびW/H比と脳血管障害との関係

BMIおよびW/H比で大きい順にそれぞれ3群に分けると，W/H比が大きくなる方が，BMIが大きくなるより脳血管障害の発症率が上昇する．
(Larsson B：Abdominal adipose tissue distribution, obesity, and risk of cardiovascular disease and death：13 year follow up of participants in the study of men born in 1913. Br Med J 288：1401-1404, 1984 より引用)

関節症患者の膝関節脛骨面の単位面積あたりの荷重は男性で 2.32 kg/cm²,女性で 2.51 kg/cm² と女性の方が大きく,このため変形性膝関節症を起こしやすい[13]。

自覚症状は,関節部不快感,重い感じに始まり,運動時,荷重時の関節痛に発展する。他覚所見としては,関節の腫脹,関節水症(水がたまる),熱感,可動域制限などである。

X 線所見としては,関節裂隙の狭小化,軟骨下の骨萎縮,骨棘形成,関節面の硬化症などである。

変形性関節症で特に多いのは変形性膝関節症で,内側型が多い。肥満すると荷重が増え,大腿骨は外側に偏位しやすく,膝関節の関節裂隙は内側で狭小化し,疼痛を生じる。したがって膝は内反変形し O 字脚となる。まず正座ができなくなり,階段を降りる時に痛み,立ち上がる時,動き始めに痛くなり,しばらく歩くとやや楽になるが,長く歩くとまた痛んで歩けなくなる,というのが一般的である。

9. 睡眠時無呼吸症候群(Sleep Apnea Syndrome:SAS)

睡眠時無呼吸とは,鼻および口での 10 秒以上の気流停止で定義づけられる無呼吸が一晩の睡眠中に 30 回以上,あるいは 1 時間あたりの無呼吸(無呼吸指数,Apnea index)が 5 回以上観察される病態と定義されている。

この定義に合致する病態を睡眠時無呼吸症候群と呼んでいる。

睡眠時無呼吸症候群には,①中枢型,②閉塞型,③混合型とに分類される。中枢型は呼吸中枢からの呼吸出力がないもので,高齢者,神経疾患(小脳変性性疾患など)にみられる。

肥満者に多いのは閉塞型で,胸腹部の換気運動があるにもかかわらず,鼻や口での気流が停止する状態であり,上気道における機械的な閉塞,虚脱により気流が停止する(図 28)。

閉塞型睡眠時無呼吸症候群 (Obstructive Sleep Apnea Syndrome:OSAS)はなぜ肥満者に起こりやすいのだろうか。肥満すると上気道周囲に脂肪組織が

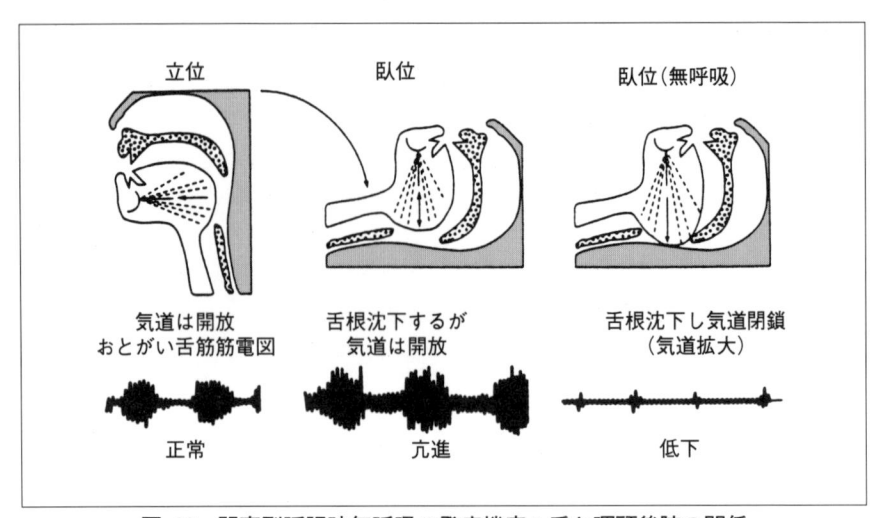

図 28 閉塞型睡眠時無呼吸の発症機序：舌と咽頭後腔の関係

覚醒立位では，重力とおとがい舌筋の活動により，舌は前方にあり，気道は開いている．

臥位では，吸気にあわせた周期的なおとがい舌筋の収縮により，重力による気道の閉塞がさけられる．

臥位（無呼吸）では，周期的なおとがい舌筋の活動が低下すると，重力により舌は後方に偏位し，気道を閉塞する．

（栗山喬之：睡眠時呼吸障害．肥満研究 6：135-140, 2000 より引用）

沈着し，睡眠のため立位から臥位になると，舌根が沈下するだけで気管周囲の組織が弛緩し，無呼吸となりやすい．この結果，低酸素血症，高炭酸ガス血症，呼吸性アシドーシスが起こるため大いびきをかいて覚醒し，また眠り込むと無呼吸になり再度いびきとともに覚醒する．このような，睡眠と覚醒を一晩中何十回となく繰り返すため，良質な睡眠がとれず，昼間の集中力低下，生産性低下，さらには知的能力の低下，性格変化，社会生活不適応などをきたす．心血管系の合併症も起こりやすく，さらには自動車事故など，さまざまな事故を起こしやすく，生命予後も不良である．

睡眠時無呼吸症候群患者には，糖尿病，高血圧，高脂血症を合併していることが多く，また内臓脂肪型肥満を呈することが多い．睡眠時無呼吸とインスリン抵抗性との間には何らかの関係があると考えられており，Syndrome X に睡眠時無呼吸を加えて Syndrome Y と呼ぶこともある．

睡眠時は覚醒時に比し，呼吸の随意運動が低下し，エネルギー必要量も少なくなるため，酸素消費量，炭酸ガス産生量は減少する．そのため肺胞換気量も少なくなり，呼吸数，1回換気量も減少する．呼吸は自律神経を中心とする神経系と血中酸素，炭酸ガス分圧などの化学調節系により支配されている．睡眠時，特にREM睡眠期は自律神経活動も低下しているので，呼吸は不規則となりやすくまた低酸素や高炭酸ガスに対する反応も低下している．このため肺胞低換気となりやすい．よく知られているPickwick症候群は，ディケンズの小説「ピックウィック物語」のなかで描かれている少年からとられた症候群名であるが，現在では睡眠時無呼吸症候群のなかの，肥満肺胞低換気症候群と位置付けられている．

　治療はやせることが第一であるが，やせるまで睡眠時無呼吸は頻発するので，鼻マスク持続陽圧呼吸（Nasal continuous positive airway pressure：NCPAP）を行い，機械的に圧をかけ空気を肺に送り込み，低酸素血症を予防する．また口腔，鼻腔，咽喉頭に解剖学的閉塞，狭窄があれば，取り除くようにする．NCPAP療法は在宅治療も可能であり，保険上でも在宅持続陽圧呼吸法指導管理料が算定できる[14]．

10. 精神疾患

　精神疾患と肥満との関連は深いものがある．この両者の関係は精神疾患が肥満の原因なのか，肥満のために精神症状を呈しているのか判然としないことも多い．肥満の直接原因が過食にあることは自明であるが，過食とは食欲の異常な亢進の結果であり，食欲の変化は精神状態と深く関連しているからである．

　精神疾患により肥満が引き起こされるものとして，第一に精神分裂病など内因性精神病，第二に症候性肥満（2次性肥満）に随伴する症状性精神病，第三に摂食障害（Eating disorder）がある．

　また単純性肥満症患者においても，特有の精神症状を示すことがある．

(1) 内因性精神病

内因性精神病は精神分裂病や躁うつ病などが代表的で，外因性精神病（器質的変化により精神症状が出現）や，心因性精神病（通常一過性で精神的原因による）などと違い，真の原因の見あたらない精神病をいう．

精神分裂病患者に肥満が多くみられる．原因のひとつに，向精神薬の作用として食欲が亢進していることに加えて，活動性が低下しているため肥満しやすい．また肥満の是正を行おうとしても，精神症状の不安定，無関心，意欲減退，感情鈍麻などのため，食事療法を行うことが難しいためといわれている．

躁うつ病患者も肥満しやすい．うつ病期に活動性が低下しているにもかかわらず，過食である場合もあれば，逆に躁病期に食欲が亢進し摂食をやめられないというケースもある．

(2) 症状性精神病

症状性精神病と肥満との関係がよく知られているのは，クッシング症候群や甲状腺機能低下症などに起こる精神症状と肥満の出現である．クッシング症候群ではコルチゾールの過剰により特徴ある身体所見とともに精神症状，感情障害がみられる．また ACTH の分泌過剰により生じるクッシング病でも精神症状がよくみられる（第3章肥満症の診断「2次性肥満」の項（p 31）参照）．

甲状腺機能低下症でも，甲状腺ホルモン欠乏により，精神活動の不活発，遅鈍化，意欲低下を生じる．

(3) 神経性過食症（Bulimia Nervosa）

神経性過食症は，自分で抑制することのできない強い摂食行動が出現し，一気に大量の食物を食べるなど，気晴らし食いを繰り返す状態で摂食障害（Eating Disorder）の一種である．夜の間に冷蔵庫のなかの食物を食べつくしたり，饅頭やパンを数十個も買い食べてしまうなど，短時間に非常に大量の食物を食べてしまうことがある．これ以上食べられない，入らないというまで食べ続け

る．実際にはやせ願望が強くあるため，自己誘発性嘔吐や下剤服用などを行うことも多い．神経性食思不振症（Anorexia Nervosa）と近似しているが，嘔吐や下痢を起こさなければ，肥満してしまうことになる．Bulimia と Anorexia は，同一人に時期を変えて生じることがあり，この両者の間を行き来している患者も多い．Bulimia の患者は，単純性肥満症患者に比べると，食行動や精神面で不安定であることが多い．

（4）肥満症患者の精神的臨床像

単純性肥満症患者には特徴的な精神的臨床像がみられることが多い．この病態像は神経症的特徴と考えられるが，その広がりは大きく，ほとんど健常者に近いものから，Bulimia に近いもの，さらには内因性精神病に近い範囲にまで分布する[15]．

肥満症患者に積極的に精神療法を行った Stunkard によると，以下に述べる精神的臨床像がみられることが多いという[16]．

①夜間摂食
　夜間に大量に摂食し，朝は食欲がない．夜間の過食と並行する精神的動揺，不眠がある．
②減食抑うつ
　減食することにより抑うつ状態となる．
③気晴らし食い
　過食が突然起こり，抑制がまったくきかず，胃がいっぱいになるまで強迫的に摂食する．その後，自発的嘔吐などがあり強烈な不快感と苦痛を伴う自己非難を生じる．
④身体活動が増加すると，食物摂食が減少する
⑤社会的階層が低い層に肥満者は多い
　日本では階層よりも，家族内葛藤や，家族との分離が主たる要因となり過食し肥満する．
⑥ボディーイメージの障害

肥満に対する一貫したこだわりがあり,体重を減少させても変化しない.自分自身の身体を強く嫌悪している一方,他人は自分の身体を軽蔑的にみていると感じている.
⑦精神療法が,ストレスに対する反応としての過食を修正できにくい
⑧行動療法が有効なことがある
⑨体重の増加に対して無頓着
⑩アルコール依存,自殺企図,性同一性障害などがあることがある

Stunkard はこのような特徴を示したが,程度の差こそあれ,単純性肥満症患者はこのいくつかをもっていることが多い.行動療法の有効性を Stunkard は示しているが,現実には修正困難な例が大部分である.

11. 癌

肥満することによって生じやすい癌があることが知られている[17].肥満すなわち体脂肪組織の増加が癌の発生と直接結びついているのか,あるいは肥満を生じやすい生活習慣,特に食習慣,例えば脂質の過剰摂取や線維の摂取不足や,身体活動の減少などの結果,癌が生じやすくなるのか明らかではなかった.
しかし,近年,脂肪細胞が多彩な生物学的活性物質(サイトカインなど)やホルモンを産生,分泌していることが明らかになってきたことより,肥満と癌の発生・進展との間にはより直接的な関連性があると考えられるようになってきた.

(1) 疫　学

肥満によって生じやすい癌を表14に示す.
Lew らによると,標準体重の 40% 以上の女性肥満者では,癌の発生率をみると,標準体重者に比べ,子宮内膜癌で 5.42 倍,子宮癌 4.65 倍,胆嚢癌 3.58 倍,子宮頸癌 2.39 倍,結腸癌 1.73 倍,卵巣癌 1.63 倍,乳癌 1.53 倍などであった[18].

表 14 肥満に伴って生じやすい癌

男性	・結腸癌，直腸癌 ・前立腺癌
女性	・乳癌 ・子宮頸癌 ・子宮内膜癌 ・卵巣癌 ・胆嚢癌，胆管癌

（宮崎　滋：肥満と癌．肥満研究 5：216-217，1999 より引用）

男性においては前立腺癌も起こりやすいといわれている．

肥満と乳癌との関係をみた報告では，標準体重者の乳癌発生率を 1 とした時，標準体重より 30％以上の肥満度の女性では，30 歳から 50 歳までは 1.3〜1.6 倍であるが，60 歳以上では 3.2 倍にまで増加する[19]．

（2）肥満に癌が起こりやすい理由

肥満に起こりやすい癌は，女性では子宮内膜癌，子宮頸癌，卵巣癌，乳癌，男性では前立腺癌など性腺機能に関係する臓器の癌が多い．その理由はいくつかあげられるが，その第一はエストロゲンなど性腺ホルモンの増加や，性ホルモン結合グロブリン（Sex Hormone Binding Globulin：SHBG）の減少である．脂肪細胞には副腎性アンドロゲンを女性ホルモン（エストロゲン）への変換酵素があり，その作用を aromatization という．脂肪組織の増加はこの aromatization を促進するため，エストロゲンが脂肪細胞より放出される．閉経後の女性のエストロゲンは，主にこの経路で得られる．閉経前は性腺からの分泌量が多いため影響は小さいが，閉経後は相対的過剰となり乳癌，子宮内膜癌，子宮頸癌などの発症を高めると考えられている．

また，肥満者では SHBG が減少することが知られており，特に内臓脂肪型では減少しやすいといわれている．SHBG の減少は，結果として血中遊離エストロゲン濃度を高めることにより，発癌性を促進する．

乳癌細胞である MCF 7 は，エストロゲン濃度の上昇に反応して増殖するこ

とが知られており，血中エストロゲン濃度が肥満者で上昇すると乳癌発生率も増加する[20]．

　結腸癌の発症，増殖には脂質摂取量の増加，食物線維摂取量の減少が関与しているといわれている．近年，日本でも結腸癌が増えているのもこのためといわれている．発癌に対する脂質の摂取についても，結腸癌，乳癌に対してはn-6系不飽和脂肪酸（コーン油など）は促進的に作用し，n-3系不飽和脂肪酸（魚油，しそ種子油など）は抑制的に作用するといわれている[21]．

　n-6/n-3比をみると，欧米人の食事では高値であり，腫瘍促進的に作用すると考えられる．n-6/n-3比の上昇は高インスリンを生じやすく，このような脂質摂取の傾向が内臓脂肪型肥満を男性に生じやすく，結腸癌を起こしやすい理由のひとつとも考えられている．

　肥満者に高インスリン血症が生じやすいが，高インスリン血症下ではIGF-1が自体が増加するだけでなく，IGF-1 binding proteinが減少するのでIGF-1濃度はさらに高まる．IGF-1は正常細胞だけでなく癌細胞にも増殖作用があるので結腸癌などIGF-1受容体の証明されている癌の増殖を促進する[22]．

　男性に前立腺癌が生じやすい原因も明らかではないが，近年脂肪細胞から成長因子のひとつであるFibroblast Growth Factor 2の放出がみられており，（特に内臓脂肪の一部である大網の脂肪細胞からの分泌が確認されている）前立腺癌の発生に関与しているのではないかといわれている[23]．

　胆嚢癌については，肥満者では胆汁へのコレステロールの放出が多く，胆嚢結石となりやすいが，その慢性的刺激が胆嚢癌発生を促進しているものと考えられている．

第5章

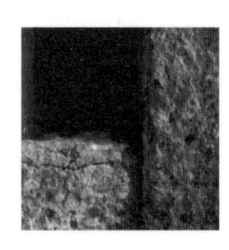

小児肥満

　近年，小児肥満が増加している．小児だけでなく，成人の肥満にもいえることであるが，現代人の生活は肥満になりやすくなる生活に変わってきている．
　現代人の生活パターンは，①好きなものを好きな時に好きなだけ食べる（過食と摂取栄養素の偏向），②身体を動かすこともせず，動かす必要もない（運動不足），③夜型の生活様式（生活リズムの乱れ），④情報の氾濫，⑤ストレス過剰，などの要因により，以前と大きく変化している．成人に限らず，小児に対しても日常生活が肥満になりやすいように変容してきている．小児肥満を治療，予防しなければならないのは，以下の理由による．①小児肥満は成人肥満につながり，生活習慣病の源となる．②小児のうちから糖尿病，高血圧，高脂血症，脂肪肝などの生活習慣病のある肥満児が増えている．③今後もますます肥満児は増加する傾向にある．
　小児肥満の増加には社会的背景も重要であり，単に医療だけの問題ではない．

1．疫　　学

　小児肥満が日本で問題となってきたのは1975年頃からであり，日本経済が高度成長路線に足を踏み込んだのが1970年頃であるので，小児肥満は社会状況と密接に関係していることがわかる（図29）．

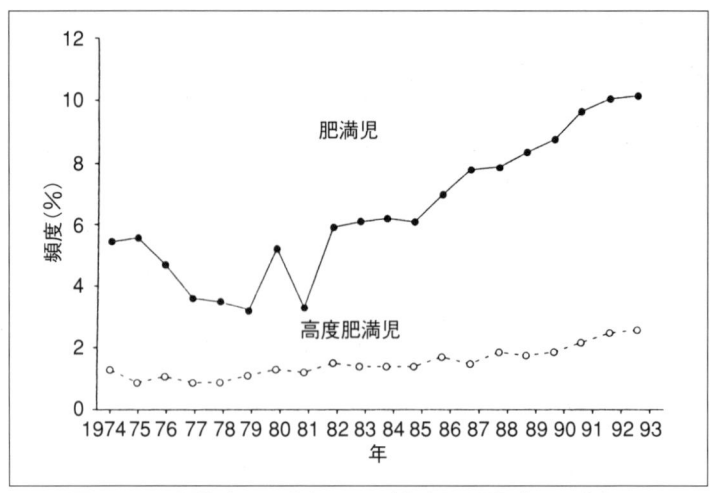

図 29 肥満児（≧120%）および高度肥満児（≧140%）の頻度

20年前に比べ最近は肥満児、高度肥満児の頻度が増加している．
●－●肥満児(標準体重より＋20%以上)，○…○高度肥満児(標準体重より＋40%以上)

(徳永勝人：肥満Q＆A．医薬ジャーナル社，p166，1997より引用)

2．判　　定

　小児においても，肥満とは体脂肪組織が異常に増加した状態を指す．しかし，肥満の判定にあたって，小児では成人とは別にいくつかの問題がある（**表15**）．小児は成長期にあるため，単一の基準で肥満と判定することが困難であり，また年齢が同じであっても性差が著しい．成人においては肥満の判定に，BMIが用いられており世界的に標準的な方法となっているが，小児においては**表16**に示す判定法があり，どれを用いるかは今のところ決められていない．日本肥満学会では小児肥満マニュアル検討委員会で，小児肥満の判定法について検討がすすめられ，2000年10月，**表17**のような提言がされている[24]．

　その提言によると，現状では標準体重に対する過体重度としての肥満度と，体格指数としてのBMIを併用し，過体重を判定するとともに，体脂肪量を測定

表15 小児肥満の判定基準の考え方

1. 標準体重比（標準体重との比）
2. 体格指数（体重，身長から得た系数）
3. 体重の成長曲線の作成（パターンが上向き）
4. 皮脂厚の測定
5. 社会的基準（見た目に肥満しているもの）
6. 実効的基準（罹患率が高くなる）

（村田光範：小児・学童における肥満・診断．日本臨床 53（特別号）：598，1995より引用，一部改変）

表16 小児肥満の臨床的判定法

I. 標準体重法
- 肥満度（過体重度）……………100×（実測体重−標準体重）/標準体重
- 比体重指数（relative weight index）…100×実測体重/標準体重
- 標準偏差による比体重……………（実測体重−標準体重）/標準偏差
- Shukla指数……………$\dfrac{実測体重}{実測身長} \Big/ \dfrac{体重50パーセンタイル値}{身長50パーセンタイル値}$

II. 体格指数
- BMI（Body Mass Index, Kaup指数, Quetelet指数）……………体重/身長^2
- Rohrer指数 ……………体重/身長^3
- 体重・身長比……………体重/身長
- Ponderal指数……………身長/$\sqrt[3]{体重}$

III. 体脂肪量とその分布
- 皮下脂肪厚（skinfold thickness）
- DEXA（dual-energy x-ray absorptiometry）法
- BI（bioelectrical impedance）法
- CTスキャン
- 超音波
- 腹囲，ウエスト・ヒップ比

注）BMIは体重はkg，身長はmにて算出．
Rohrer指数はkg, m値で算出したものを，10倍して使用される．
（大関武彦：小児期の肥満・過体重の判定．肥満研究7(1)：21-26, 2001より引用）

する方向で検討しようとすることになっている．

表 17　わが国における小児肥満の判定法について

本邦においては以前より肥満度（標準体重に対する過体重度）が使用され，その有効性が認められてきた．一方，近年では，国際的比較の重要性がより大きくなってきたことから，BMI（Body Mass Index）の導入が検討されている．これらを慎重に勘案したうえで，小児肥満の判定の中心となるべきこの2法の，現時点における見解は次の通りである．

（1）肥満度（標準体重に対する過体重度）

　　わが国において幼児期から思春期の対象者に対して使用されている．特に長期間の経過観察に伴い，年齢的変動・身長の増加が生ずる小児期において，過体重の程度を継続的に評価するのに適している．

（2）BMI（Body Mass Index）

　　小児期は年齢とともにBMIの値も大きく変動することより，成人のごときBMI値そのもの（BMI絶対値）による判定は困難である．BMIの相対評価の方法が必要となる．BMIの各年齢におけるパーセンタイル値（ないしSD値）などを設定し，これによる判定を行うことにより，BMIによる小児の過体重の評価が可能となろう．

（3）体脂肪量および分布

　　肥満の定義からいっても，これらの過体重の指標に加え脂肪量の評価は，小児期においても本質的な意味をもつ．

　BMIの導入にあたっては早急にパーセンタイル値などの評価の基準を，わが国の小児を対象として確立すべきである．近年わが国では小児期・思春期の肥満および女子の体重減少者の増加傾向がみられ，平均体重にも影響が出始めている．肥満度，BMIの基準設定にあたっては，平均体重を適用するのみならず，適正体重の要素も含んだ検討が必須である．

　当面は肥満度とBMIの2法により過体重の評価を行うが，将来的には統一基準の確立される可能性が残されている．これらの運用にあたっては，医療，教育などの現場での混乱を避ける配慮が必要である．

（村田，他：第21回日本肥満学会，評議員会報告要旨，2000年10月）

（1）肥満度（標準体重に対する過体重度）

　男女別，年齢別に，平均体重を標準体重とし，過体重の程度をパーセントで表し，標準体重の±20％以内を標準範囲，＋30％までを軽度肥満，＋30〜50％を中等度肥満，＋50％以上を高度肥満とする．

　この基準についても年齢により扱いが異なることがある．例えば，3歳時点で＋15％以上の過体重であれば，6歳以降＋20％以上になることが多いことが判明しており，幼児期では＋15％を肥満予防のための基準にするのがよいといわれている．

（2）BMI

　成人では一般的に用いられている BMI であるが，小児期，思春期では肥満の一律的判定法とはいえない．小児期，思春期では，年齢に伴う身長，体重，体組成の変動があるため，BMI は年齢の増加に従い 3 相性の変動を示す[24]．BMI 値は，出生から 1 歳位まで上昇し，その後 4〜6 歳まで低下し最低値となり，思春期に向け上昇し，身長の発育が停止し，徐々に安定する（図 30）．

　成人での BMI 25 に相当する小児期各年齢の BMI 値を表 18 に示す．6 歳が最低値で，加齢とともに BMI は増加する．

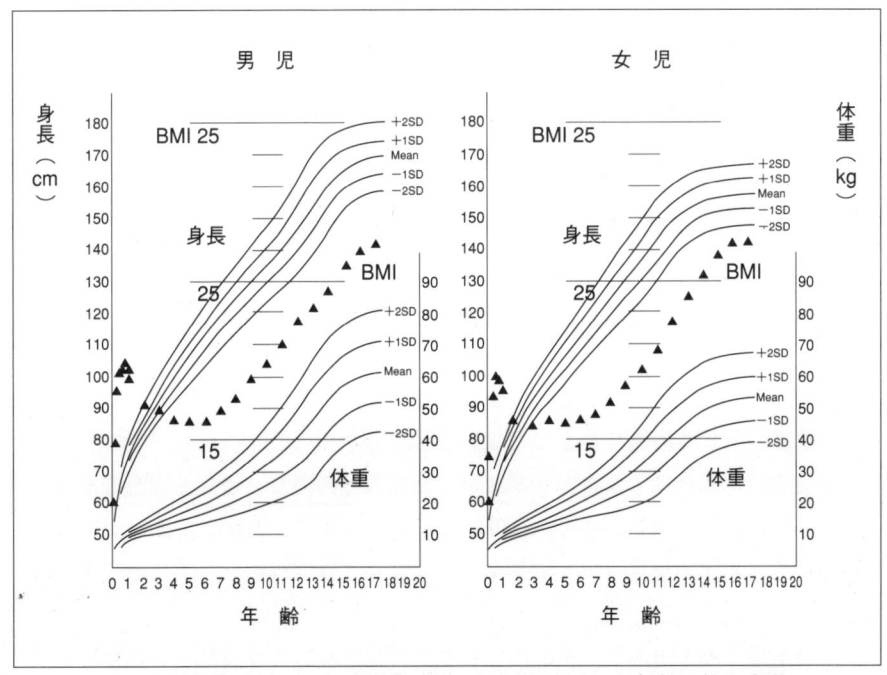

図 30　男児（左）および女児（右）における BMI の年齢に伴う変動
▲が BMI の変動を示す．
（大関武彦：小児期の肥満・過体重の判定．肥満研究 7(1)：21-26, 2001 より引用）

表 18　成人におけるBMI 25に相当する小児期各年齢のBMI値

年齢	男子	女子
3	17.9	17.6
6	17.6	17.3
9	19.1	19.1
12	21.2	21.7
15	23.3	23.9

(Cole TJ, et al：Br Med J 320：1240-1243, 2000 より引用)

（3）体脂肪量

　体脂肪量の測定は肥満が体脂肪量の増加と定義される以上，もっとも確実な方法であるが，成人と同様，まだ信頼に足りる測定法，判定基準を満たすものはないといえる．皮脂厚の測定，バイオエレクトリカル・インピーダンス，DEXA法などが利用されているが，性別，年齢別に異なる点から判定基準として一般化されてはいない．内臓脂肪量を評価するCT，あるいは超音波検査による小児の判定基準も今後検討されるべき課題である．

3．小児肥満の成因

（1）社会経済的要因

　食事嗜好，運動不足，家族的・家庭的要因などがあげられる．過食と運動不足が肥満の大きな原因であることはいうまでもない．
　食生活では過食はもちろんであるが，食事内容の偏り，嗜好も問題である．肥満小児は脂肪摂取量が多く，脂肪食嗜好が強いほど皮脂量が大きく，BMIも増加している．またスナック菓子などの間食を3食以外にとっていることも多い．
　運動不足も顕著である．1981年と1992年で，学校以外で運動をした生徒の頻度をみると，小学校高学年では77％から58％に，中学生で32％から19％に，高校生で20％から13％にと，どの年齢でも大きく減少している．受験勉強に忙

しかったり，テレビゲームで家から出ることがなくなったことも影響しているものと思われる．総じて今の日本の子ども達は各種のストレスを強く受けており肥満しやすい生活を送っているといえる．

（2）遺伝的要因

肥満は遺伝するのではないかと昔からいわれてきた．肥満者が同一家系に多発するからである．国民栄養調査においても子どもが肥満している割合は，両親とも肥満していなければ10％以下であるが，片親が肥満していると約25％，両親とも肥満していると約60％に上昇するとされている[25]．しかし，この現象は遺伝によるため生じたのか，それとも生活習慣が同じであるため肥満しやすくなるのか明らかではなかった．

別項に示すが，現在ではエネルギー代謝に関連する多くの遺伝子が明らかにされており，遺伝が肥満と深く関係があることもわかってきた．もっとも，最近の研究からいくら肥満しやすい遺伝子があったとせよ，過食がなければ，あるいは多く食べることができなければ，肥満にはなりにくいこともわかってきた．

4．小児肥満の問題点

（1）乳児期

乳児期の肥満は脂肪細胞が増加し，後年脂肪が蓄積するため肥満を誘発させるとして問題にされていた．しかし，脂肪細胞の原基は胎生期にすでに形成されていることや，肥満が高度になると年齢に関係なく脂肪細胞が増殖することもわかってきた．

出産後6～7ヵ月目には体脂肪率は約25％と増加し，その後は6～7歳頃まで減少する．そのため1歳頃までの脂肪の蓄積は，7歳以後の脂肪の蓄積と関係がないといわれている[26]．

(2) 幼児期

2歳以降の肥満は，小児期から成人期の肥満につながりやすい．また体重成長曲線が正常を大幅に逸脱すればするほど，血中トリグリセリドの上昇など身体的にも，また活動が不活発になり情緒も不安定となるなど精神的にも異常が起こりやすく，この時期の肥満は悪性肥満といわれる（乳児期の肥満は良性肥満といわれる）．

この時期，肥満度が＋15％以上であると学童期に＋20％以上の肥満になりやすく，＋15％以上（カウプ指数19以上）は要経過観察とする．＋20％以上（同19以上）は要個別指導，＋40％以上（同22以上）は要治療とされている．

(3) 学童期

学童期の肥満もやはり成人期の肥満へ移行しやすい．Mustらの報告では学童期，思春期に肥満していた人は，成人期に肥満した人より，虚血性心疾患による死亡率が高く，動脈硬化性疾患，結腸癌，痛風，関節炎などの罹患率が高いという．したがってこの時期の肥満の予防は大変重要であるといえる[27]．

日本でも学童期に肥満に対する指導を開始した時の肥満度が大きいほど，肥満が改善されにくいと報告されており，早期の肥満解消への取り組みが必要であることを示している[28]．

5．治　療

小児肥満治療の基本理念を**表19**に示す．これはMerrittによるものであるが，日本においても十分に適用し得るものであると考えられる[29]．小児期は成長期であり，心身ともに成長を損なわない治療が必要であり，治療者はそのことについて十分すぎるほどの配慮を持って治療にあたらなければならない．また肥満の本人だけでなく，家族，学校などとの緊密な連絡を取りながら治療していくことはいうまでもない．

表 19　小児肥満治療の基本的理念

1. 迅速な体重減少
2. 代謝面の副作用がないこと
3. 飢餓感がないこと
4. fat free mass が減少しないこと
5. 精神面での悪影響がないこと
6. 活動性が保たれること
7. 成長障害をきたさないこと

(Merritt RJ：Obesity in paediatric patient. Compr Ther 5：26, 1979 より引用)

(1) 治療の適応

　小児肥満治療の適応に関し，Taitz らが示した基準を**表 20** に示す[30]．この項目に該当する場合，肥満の治療をいつから開始するのかは定説はないが，村田らは体重の変動を加味して治療の必要性を決定している[31]．標準体重法による肥満度とその変動により，A，B，C の三つのタイプに分類している．

A 型肥満	肥満度＋30％未満で，かつ最近 2 年間の肥満度の動きが 10％未満
B 型肥満	肥満度＋30％以上で最近 2 年間の肥満度が 10％以上増加
C 型肥満	病的低身長を呈する肥満で，症候性肥満のことが多い

　A 型肥満については治療が不要で，学校検診などで定期的観察を行い，肥満度の上昇がないように健康管理を行う．このタイプの肥満は，乳幼児期からの

表 20　小児における肥満治療の適応

1. 当人が本当に体重を減少させたいと望んでいる，または親が減量への援助を求めている肥満児であれば誰でも
2. 非肥満の両親をもった肥満児であれば，援助が求められていてもいなくても
3. 他に明らかな疾患があり，肥満が付随的に起こっている場合
4. 肥満度 100％以上の場合
5. 明らかな肥満合併症が存在する場合
6. 家族歴に糖尿病・心血管系疾患がある場合
7. 体重を減らしたいと明言していなくても，肥満していることでその子どもが不幸な状態にあることが明らかな場合
8. 収縮期または拡張期血圧が年齢相当の 95 パーセンタイルにある場合

(Taitz ST：The Obese Child. Blackwell Scientific publication, Oxford, p.190, 1983 より引用)

肥満であることが多く，肥満の程度が悪化することも少なく，精神的，身体的問題もないことが多い．

B型肥満は肥満の程度が高く，悪化傾向があることから治療の対象となる．

肥満度は低くても，1年で10％以上肥満度が増加する場合は，現在の肥満度が20％以下であっても，日常生活や食事について何らかの指導が必要である．

（2）食事療法

摂取エネルギーを厚生省の定めた小児所要エネルギーとし，栄養素バランスは糖質：蛋白質：脂質比を50：20：30にして指導を行う．

すでに肥満しているB型肥満児にはこの所要エネルギーの10〜20％減の摂取エネルギーとする．蛋白摂取量は総エネルギーを減らしても，年齢相当必要量は維持する必要がある．

小児は発育中であり身長が増加する．減量しなくても，体重の増加がなければ肥満度は低下するので，体重の減少を重視せずともよい．

間食を全面的に禁止することは必ずしも好ましくない．特に年少児であれば不可欠であり，指示された摂取エネルギーの範囲内であれば認める．年長児では間食で食べるものの栄養価，エネルギーを勉強させ，栄養指導の一環として扱うのがよいといえる．

高度肥満に対する特殊な治療法として，低エネルギー食療法，超低エネルギー食療法がある．

小児肥満者に600〜800 kcalの食事療法を約1年間行ったところ，体重は減少したが身長の伸びも減速したという．また極端なエネルギー制限による減量後，体重の再増加（リバウンド）現象が小児では起こりやすく，低エネルギー食療法施行にあたっては十分な配慮が必要と思われる．

（3）運動療法

小児肥満に対する運動療法は，成人肥満に対するのと同様，消費エネルギーを増加させて肥満を改善させるほかに，トレーニングにより筋肉量が増加し，

インスリン感受性の増加，基礎代謝の上昇が期待される．

　運動を課すことより，日常生活上の活動度を増すことの方が，肥満是正に有効なことが多い．近年戸外での活動が少なくなる傾向があり，小児の肥満化を進めている．テレビやテレビゲームの時間を制限し，戸外での活動を行わせたところ，体重の減少が得られたという報告は多い．日常生活でも，家事を手伝う，できるだけ歩く，テレビを見る時間を減らすなどして，身体を動かす生活習慣をつけることが重要である．

　運動療法として運動を行わせる場合，年齢，発育段階に応じた運動消費エネルギーの設定，運動の選択が必要であるが，現在までのところ明確な基準がない．肥満児は敏捷性，巧緻性に劣り，持続力にも乏しい．このため楽しく遊びながら運動となる，水泳（水遊び）や球技（球遊び）などを取り入れる工夫がなされている．

第6章

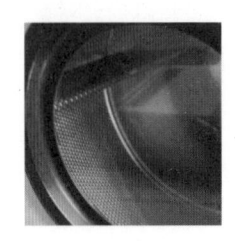

女性の肥満

　日本でも経済の繁栄とともに，食生活は欧米化し脂質の摂取量が増え，電化による家事労働の軽減により，女性の肥満が増加してきた．特に40歳代以降の更年期，閉経期の女性肥満が顕著になってきている．逆に近年，女性，特に若い女性の間では，脂肪を目の敵にして少しでもやせようとする風潮もみられる．女性にとっての体脂肪は身体に丸みをもたせ，女性らしさを感じさせる要因であり，体脂肪を減らしすぎたり（やせ），増やしすぎたり（肥満）することは，多くの異常をひき起こす．

1．肥満が女性性機能に及ぼす影響

　体脂肪は女性の性機能と密接な関係があることが知られている．これまで，女性が思春期となり初潮になるには体重の増加が必要であり，日本の女性の初経時体重は40〜43 kgである．初潮になるには最低17%の体脂肪が必要であり，また正常の月経周期の確立には少なくとも22%の体脂肪がなければならないとされている．逆に高度の肥満女児では原発性無月経であったり，初潮が遅れることもよくみられる．このように体脂肪と月経との間には密接な関係がある．

　初潮発来と体重あるいは体脂肪との関係はこれまで明らかでない点が多かった．ところが，近年レプチンが発見され，その関係が判明してきた．発育とともに体重も増え，体脂肪が増加すると，脂肪組織よりレプチンの分泌が増え，レプチンは視床下部にあるレプチン受容体陽性ニューロンを刺激し，GnRH（ゴナドトロピン放出ホルモン）分泌を促進するため，FSH，LHの分泌が増加す

る[32]．こうして二次性徴が出現し，初潮が発来する．

　Anorexia Nervosa（神経性食思不振症）などでみられる体重の減少により無月経となるのも，体脂肪の減少の結果レプチンが大きく低下するためであると考えられる．女性の妊娠，出産には多大のエネルギーが必要であり，食糧もなく飢餓に直面してやせてしまった状態での妊娠，出産は母体の死に直結する．母体の死は種の断絶である．体脂肪が少なくなればレプチンは減少し，視床下部―下垂体機能を低下させ，母体の生命維持に働くものと考えられる．女性運動選手でマラソンや新体操選手も無月経のことが多いが，彼女らも低レプチン血症である．

　では逆に肥満が顕著になるとなぜ無月経になるのだろうか．脂肪細胞は性ホルモンの貯蔵庫であり，またアンドロゲンをエストロゲン（主にエストロン）に転換するアロマターゼを有し，高エストロゲン血症が視床下部―下垂体系を抑制する．さらに肥満により性ホルモン結合グロブリン（SHBG）が減少するので，遊離エストロゲンは増加し，さらに抑制が強まる．テストステロンも増加する．このような変化が肥満者の月経異常，無月経を生じさせる原因となっている．

2．妊娠，出産

　肥満妊婦は正常体重妊婦より諸々の合併症が起こりやすい．合併症出現率の差を表21に示すが，代表的な肥満に関連する合併症は妊娠中毒症，高血圧，糖尿病である[33]．

　妊娠時の肥満の判定には，日本では，①標準体重＋20％に7 kgを加えた以上の体重のもの，あるいは，②妊娠時80 kg以上のものなどがあげられている．これに該当する妊婦は厳重に体重管理を行う必要がある．妊娠による体重増加は10〜12 kgが適切であり，妊娠末期においても週あたり500 g以上の増加にならないよう管理しなければならない．ちなみに昭和30年代には体重80 kg以上の妊婦は0.4％にすぎなかったが，昭和60年には1.4％と増加しているという．

　妊娠中毒症は肥満妊婦に起こりやすく，肥満が高度になるにつれその頻度は

表 21 肥満妊婦で有意に多く出現する合併症の出現率

合併症	肥満妊婦（％）	正常妊婦（％）
糖尿病		
全体	9.9	2.2
妊娠糖尿病	8	0.7
高血圧	27.6	3.1
過期妊娠	16.4	4.6
分娩誘発	23.5	8.2
分娩促進	16.8	8.0
巨大児	24	7
肩甲難産	5.1	0.6
帝王切開	13	6
術創部感染	37.6	10.2
出血多量	37.6	13.6

(Johnson SR, et al：Maternal obesity and pregnancy. Surg Gynecol Obstet 164：431, 1987 より引用）

表 22　妊娠糖尿病の診断基準（静脈血漿，mg/dl）

	前値	負荷 1 時間	2 時間	3 時間	備考
日本産婦人科学会 （75 g OGTT）1988	>100	>180	≧150	—	いずれか 2 点を超える
WHO 専門委員会 （75 g OGTT）1980	<140		≧140〜<200	—	
O'Sullivan による （100 g OGTT）1964	105	190	165	145	いずれか 2 点を超える

増加する．非肥満妊婦では 9.5％の出現率が，肥満妊婦だと 32％と 3 倍強の頻度となる[34]．

　妊娠中は異化（catabolism）が亢進するためインスリン需要は増し，血糖値が上昇することが多い．「妊娠糖尿病とは妊娠中に発生したか，また初めて認識された耐糖低下」をいう．妊娠糖尿病では妊娠中毒症など合併症の頻度が高まるので，早期発見，管理，治療が重要である．妊娠とともに随時血糖を測定し，100 mg/dl 以上であれば，75 g 糖負荷試験を行う（表 22）．妊娠糖尿病と診断さ

れれば食事療法を行う．

　妊娠前期は標準体重1kgにつき30kcalとし，さらに150kcalを付加する．妊娠後期には350kcalを上乗せする．食後2時間の血糖値が120mg/dl以上であればインスリン治療を行う．もっとも肥満だけでなく糖尿病であった女性が妊娠した糖尿病合併妊娠は，妊娠糖尿病とは違ってさらに重篤な産科合併症を生じ，母体の糖尿病合併症を増悪させるのでインスリンによる厳格な血糖コントロールが必要である．

3．若年女性のやせ志向

　年齢別の平均BMIを年代別にみると，女性では若年層で近年ますます平均BMI値が低下している．若年女性のやせ志向，ダイエット志向のためである．女子学生の体格の分布をみると(**表23**)，1999年度ではBMI20以下のやせと判断される学生が48.5%を占めており，女子学生の約半分はやせている．さらに普通と判定されるのは46.2%であり，BMI24以上の過体重，肥満と判定される学生はわずか4.9%にすぎない．1995年の調査ではやせは38.9%であったから4年で9.6%増加し，過体重，肥満は7.8%であったから2.9%減少したことになる[35]．

表23　女子学生の体型分布

BMI	本学　1999年度			194校　1995年度
	大学（5356名）(%)	短大（3158名）(%)	全体（8514名）(%)	女子学生（86959名）(%)
A　20未満	47.7	49.1	48.5	38.9
B　20〜24未満	46.5	45.8	46.2	53.3
C　24〜26.4未満	3.4	3.7	3.5	6.2
D　26.4以上	1.5	1.3	1.4	1.6

　注）国立大学等保健管理施設協議会発行の「学生の健康白書1995」の分類による．
　A：やせ，B：普通，C：過体重，D：肥満．
　　　（楠 智一：女子学生と肥満・やせ．肥満研究6：208-210, 2000より引用）

さらに問題なのは，若年女性の大部分が，「自分は肥満していてもっとやせたい」と思っていることである．例えば自分は太っているからやせたいという女子学生の平均的BMIは21.9であり，普通と感じている学生の平均BMIは19.0であった．このためダイエットをしてやせようと努めるのだが，ダイエットを行う理由として，美しくみられたい，他の人がやっているので何となく，太っていると言われたなどが多く，健康上の理由からという女子学生は10%にすぎない．ダイエットの方法として食事を減らすことを行っているが，栄養学的な知識に欠けるため，単に食事の回数を減らす，油物を摂らない，ご飯を食べないなど，欠食，偏食など好ましくない食生活が大部分である．

　誤ったダイエットの結果，貧血，生理不順，無月経，脱毛，無気力などの症状がみられ．拒食症，神経性食思不振症など摂食障害をひき起こす例もある．極端な食事制限のため栄養失調，循環障害，心不全に陥ることもある．またカルシウムなどミネラルの摂取も少ない食事のため，骨量の増加蓄積する時期に骨量の増加がなく，骨粗鬆症の早期出現なども心配されている．

4．肥満と女性の癌

　肥満すると前述したように血中エストロゲンの増加により，エストロゲン感受性のある乳癌，子宮内膜癌，子宮頸癌などが増加する（第4章合併症「癌」の項（p60）参照）．

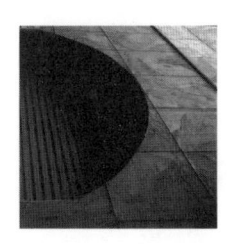

第7章 高齢者の肥満

　高齢者の肥満も着実に増加している．男性では40歳代以降平均BMIは上昇しているが，60歳代ではそれより若い世代より体重増加のスピードはゆっくりであるが，それでも着実に上昇している．女性では40歳代，50歳代のBMIの上昇傾向は70年以降は止まっているが，60歳代女性のBMIはゆるやかながら上昇している（図31）．高齢者の肥満は今後の高齢化社会にさまざまな問題を生じるのではないかと推測される[36]．

　加齢とともに体組成に占める体脂肪量は変化する．また体脂肪分布も変わってくる．若年者においては，肥満は糖尿病，高脂血症，高血圧と並んで，動脈硬化促進の危険因子のひとつと考えられているが，高齢者において肥満がどのように作用するかについては，これまでのところ定説がない．逆に軽度の肥満（過体重）位の方が生命予後，QOL予後がよいとの説もある．

1．加齢と体脂肪

　加齢に伴って筋肉量，細胞内液量は減少するが，体脂肪量，細胞外液量はほとんど加齢による影響を受けない．したがって加齢とともに体脂肪量は相対的に増加する．水分，細胞固形分が体脂肪と置き換わったと考えることができる．
　体脂肪分布にも変化が生じる．加齢とともにウエスト/ヒップ周径比（WHR）が高値をとる．CTでみると，内臓脂肪は増加し若年者の2倍となるのに対し，大腿部の脂肪に示される皮下脂肪量は減少している．女性では加齢とともに臀部の皮下脂肪が減少し，若年期にみられた脂肪分布の男女差が小さくなってくる．

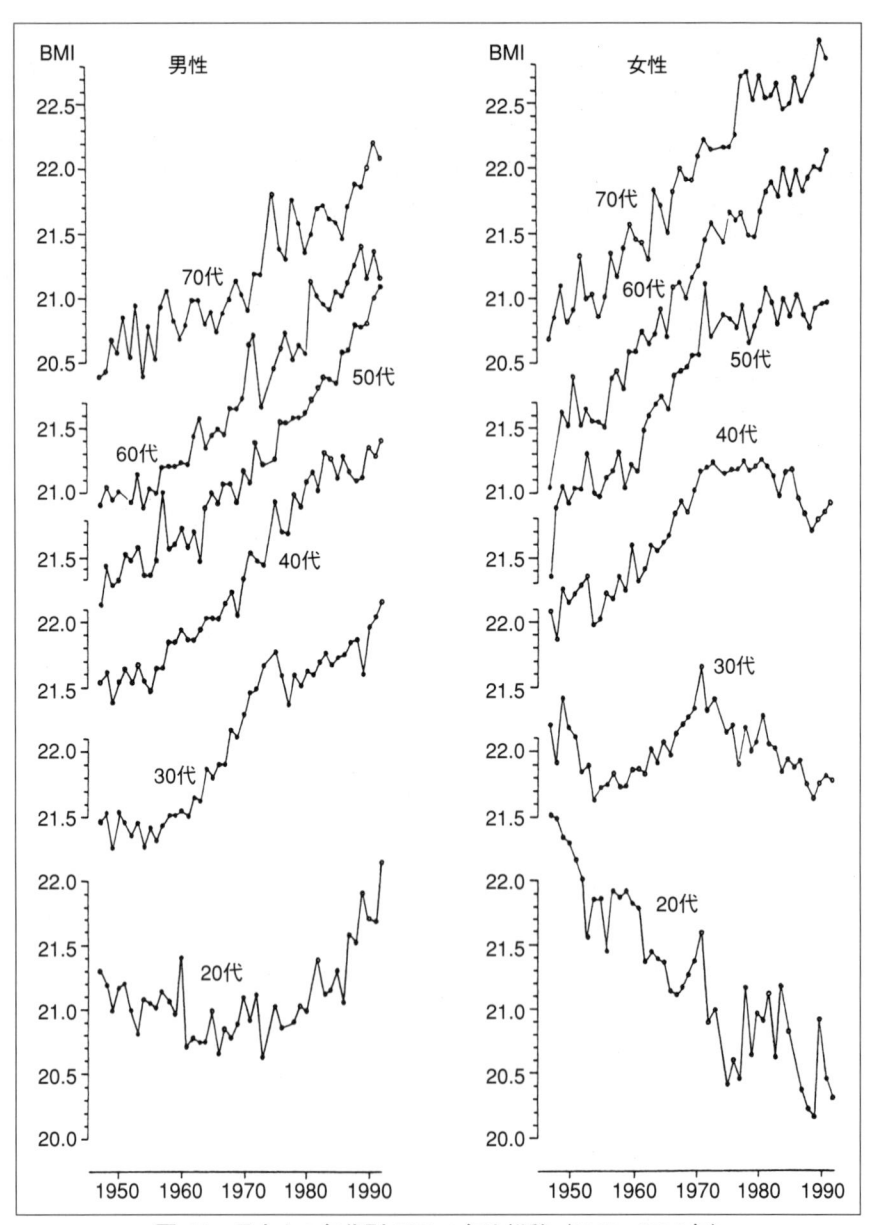

図 31 日本人の年代別 BMI の年次推移（1948〜1992 年）
（後藤由夫：肥満の今日的問題．日本臨床 53：1995 より引用）

2. 高齢者の肥満と動脈硬化性疾患

　動脈硬化性疾患，なかでも脳血管障害と冠動脈疾患については，高齢者において必ずしも肥満が危険因子あるいは促進因子であるかどうかは明らかではない．

　脳血管障害については，平均82歳の高齢者を3年間追跡調査した報告では，肥満は女性では脳梗塞の危険因子だったが，男性ではそうではなかった．また，80歳以上の高齢者の剖検により，生前の臨床症状に一致する脳梗塞は肥満者に有意に多かったが，明らかな臨床症状のない脳梗塞（ラクナ梗塞），脳出血では差がなかったという[37]．

　冠動脈疾患についても，高齢者では肥満が危険因子であることには変わりなく，特に内臓脂肪型肥満は問題となる．

　剖検成績では，冠動脈狭窄は肥満ではやせ，正常体重者に比較し多くみられたが，心筋梗塞については差はみられていない．スウェーデンの研究では，54歳男性792人を12年間追跡調査したところ，WHRが高値のものに虚血性心疾患がより多く発生したことが報告されている[39]．

　先に述べたように，加齢は内臓脂肪蓄積に深く関与する因子であり，高齢化とともに動脈硬化性疾患が増加することが予想され，高齢者の肥満対策，予防が今後さらに重要になると思われる．

3. 高齢者の肥満と生命予後，日常生活動作

　肥満者は合併症が発症しやすく，死亡率が高いことはよく知られている．これまで述べたように肥満者は短命であるから，早期に肥満を解消しなければならないとされている．しかし，若年，壮年者ではその通りであるが，加齢とともに肥満の生命予後に及ぼす影響は小さくなることも知られている．80歳以上になると死亡率に対する肥満の影響はまったくなくなってしまう．

　日常生活動作（Activities of Daily Living：ADL）に及ぼす肥満の影響につ

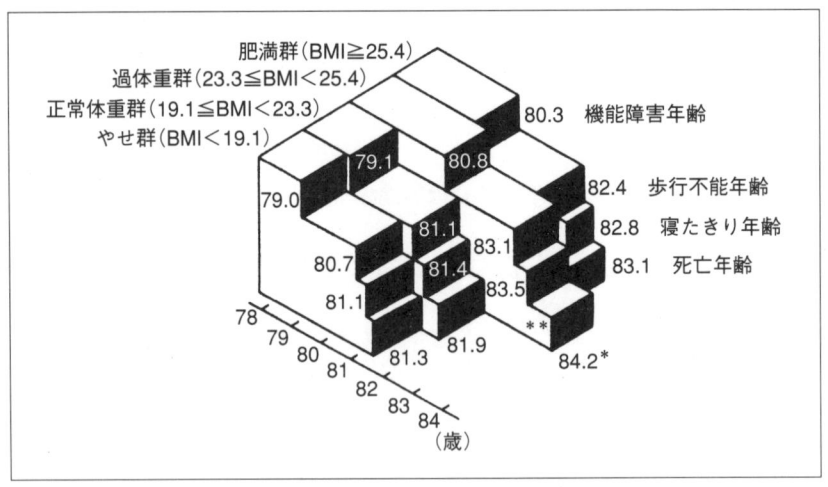

図 32　肥満度別の日常生活動作

*やせ群および正常体重群に対して p<0.05
**やせ群に対して p<0.05
（中野博司：高齢者における肥満．日本臨床 53（特別号）：537-542, 1995 より引用）

いての調査では，肥満群とやせ群，正常体重群との差はみられず，過体重群（BMI 23.3〜25.4）がもっとも ADL がよく保たれていた[38]．図 32 は機能障害年齢（歩行に介助が必要となった年齢），歩行不能となった年齢，寝たきりになった年齢を示したものだが，やや肥満傾向の，いわゆる小太り老人の ADL がよく保たれていることがわかる．

ただし，日本の高齢者における肥満傾向は，アメリカなどの高度肥満者に比べると，まだまだ軽微である．アメリカではすでに関節障害，心肺など循環系，大腿骨骨折などが高齢高度肥満者の ADL を大幅に低下させ問題となっている．日本でも肥満の予防を行い，高齢者の ADL をよく保ち，生活の質を悪化させないよう，今後対策が必要であろう．

第8章

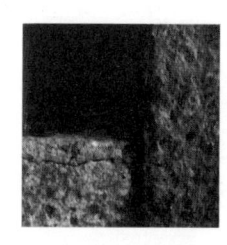

治　療

　現在では肥満は多くの疾病を合併しやすく健康障害をきたしやすいことが解明され，治療が必要であることは明らかである．かつては減量というとやせさせるというという美容の点から考えられがちであったが，今では肥満の予防，是正こそが肥満症合併症の治療，予防に重要であることが示されており，医療そのものと考えられる．

　しかし，日常診療においては肥満症の治療はただ食事を減らせばよい，運動すればやせる程度の指導，治療しか行われていないことも事実であろう．その程度の治療，指導が有効であれば，これほど肥満した人が増えることはないはずである．

1．肥満症治療の基本姿勢

　肥満症の治療の基本は，①対象者が肥満症であること．②体重を減少させることで健康障害を予防あるいは改善，治療できることを自覚させること．③治療のゴールを明確にすること．④治療方法，手順を明確に指示することの4点であろう．また肥満症の程度，合併症の重症度などにより，外来治療を選択するか，入院治療を行うかが違ってくる．

（1）対象者が肥満症

　肥満症とは前述したように，BMI 25以上であり肥満と判定された者のなかで，「肥満に起因ないし関連する健康障害を合併するか，その合併が予想される

場合で，医学的に減量を必要とする病態」を呈するものをいう．少なくとも医師の行う減量の指導，治療は医学的必要性により行わなければならない．

（2）体重の減少が有益であるとの自覚

　肥満症患者を入院させ治療し，体重が大きく減少しても，退院後再びたちまち肥満し，治療前以上に肥満する人もいる．単に食事を制限されたためにやせただけで，自分からすすんで減量しなければならないとする自覚に欠けているからである．やせたいと考えても肥満する自分自身の悪い生活習慣を改善しようとは決して考えてもいないからである．医療スタッフは肥満患者自身の変容を徐々に導き出し，治療を継続できるよう支援する必要がある．

（3）治療のゴールを明確にする

　肥満症患者で，BMIが30～40にも達した人は，BMI 22の体重，すなわち標準体重にまで体重を減少させるには何十kgという減量が必要となる．標準体重をゴールとして設定すれば，誰でもそのゴールの遠さに減量しようとする意欲をなくしてしまうことだろう．肥満症の治療は標準体重にまで減量することではなく，減量により健康障害を取り除くことにある．BMIにして1～2，体重にして3～5kg減らすだけで，血糖，血圧，血清脂質，肝機能などは改善がみられることが多い．当初の目標は3～6ヵ月でBMIを2，体重にして5kgあるいは現体重の5％減らすという目標をたて，達成できたらまた次にBMIを2減らす減量治療を繰り返す．

（4）治療方法，手順を明確に指示

　食べなければやせると思っている医師はじめ医療スタッフが多い．肥満症患者は食べ過ぎなければやせることはよく知っているが，食べ過ぎることをやめることができないので体重が減らず，肥満症患者のままなのである．このような患者に，ただ「食べなければやせますよ」とだけ言うことは，何も治療，指

導をしていないことに等しい．

　食事指導を行うのであれば，食事の回数，一食あたりのエネルギー，栄養素の配分，空腹の予防，対処法など詳細な指示，指導が必要である．運動についても，種類，強度，時間をどの程度行えばよいかを示さなければならない．日常生活習慣をどのように変えればよいかの指導も必要である．

　体重減少のためのプログラムを示し，患者が食事，運動療法を行った際の体重や症状の変化を観察し，患者と相談しながら肥満してくる原因を探り，治療法を修正していく．

2．外来治療か，入院治療か

　肥満症患者が来院した時，外来治療と入院治療のどちらを選択するかは大変重要な決定である．著者らは以下のような基準で入院治療か，外来治療かを決定している（表24）．

　入院がだめなら外来で治療というわけではなく，それぞれの治療に特性があると考えられる．

（1）入院治療

　まず入院治療であるが，BMIが30以上の肥満症患者には入院治療を勧めている．特に合併症があり，またそれが重篤である場合は，入院治療の方が安全である．BMIが35を超える重症肥満症患者は何らかの合併症があり，大幅な（20〜50 kg）体重減少が必要な例がある．1ヵ月に1 kg程度の減量では十分な

表 24

入院治療	外来治療
・BMI　30以上	・BMI　25〜30
・合併症が重篤	・治療法をよく理解，意欲的
・急速な減量が必要	・ゆっくりとした減量
・長期入院治療に耐え得る	・家族の理解・サポートがある

体重減少が得られず，再増加の危険も多い．このような場合は入院にて（超）低エネルギー食療法を行う．肥満症患者の入院治療はその性質上，長期入院(少なくとも 2〜3ヵ月）が必要となる．入院すると病室は個室とは限らず，同室者との人間関係が問題となる．肥満症患者は一見健康そうにみえるうえ，運動療法などで外出の機会も多いため，どうしても同室の他の患者からは異質な存在にみられることの他にも，自分自身の病識が乏しく傍若無人に振る舞うことが多く，同室者とのトラブルを起こしやすい．精神科的疾患のある患者は，食事を制限すると症状が悪化することが多いので入院治療には不適切である．

（2）外来治療

外来治療に適する肥満症患者は，BMI 25〜30 程度の軽度の肥満症患者である．治療法をよく理解し，ある程度の自己管理能力があることが求められる．減量に対して意欲的であればなおよい．またゆっくりとした減量(1〜2 kg/月）が適し，長期間実行できることが望まれる．

治療のための体制としては，医師によって治療方針が決定されれば，診療チームを編成し治療にあたることとなる．診療チームは，医師，栄養士，看護師（あるいは保健師），運動療法士，臨床心理士，薬剤師などにより構成される（表25）．医師をリーダーとした診療チームにより，治療方針や対応の仕方を統一し，治療の効果をあげるようにする．

医師は，肥満症患者を診察したうえで肥満症の程度を診断し，また合併症の有無を精査したうえで適切な治療法は何かを決定する．

看護師は肥満症患者の日常生活における問題点を聴き取り，その修正を働き

表 25　肥満症診療チームの役割分担

医師………………	治療方針の決定，合併症検査
看護師…………	日常生活の実態把握，修正指導
栄養士…………	食事指導
運動療法士……	運動指導
臨床心理士……	行動変容のチェック，心理的不満の観察
薬剤師…………	服薬指導，副作用チェック

かける．肥満症患者の生活は大変不規則なことが多く，食事時刻も不規則であるだけでなく，起床，就寝の時刻もまちまちである．またパソコンに熱中したりして，昼夜が逆転している場合も少なくない．生活の規則性の乱れがなぜ起こるのかを患者に問いかけ，ともに修正していく作業を行う．過食の原因が人間関係の葛藤にあることが多く，時間をかけながら患者とかかわっていく．

　栄養士による食事療法，栄養指導は，肥満症の診療のなかで，もっとも重要であるといっても過言ではない．肥満症患者の食事の摂り方，内容，嗜好などを調べ，エネルギー，栄養素について理解を深めさせ，生活の問題点を患者とともに検討し，誤った点を修正する．外来治療の際は来院のたびに，来院前の2・3日の摂食状況，摂食内容を記録したものをチェックし，改める点があればやはり修正する．また，患者1人1人個別に，本人に適切な食事献立を作成することも役に立つ．

　運動療法士は肥満症患者の体力，持久力にみあった運動プログラムを作成する．このためには患者の筋力，心肺能力，骨，関節状況をチェックする必要がある．患者は得てして，減量を思い立つと無理な運動をしたがるので，病状に即した運動療法の指導が必要である．

　臨床心理士は治療過程において，肥満症患者の精神的サポートを行う，患者はもともと精神的，心理的不満を持っており，それが過食の原因となっていることが多い．また治療の過程では，食事を制限されること，運動を強いられることなどからますます不満が強まる．治療を受容し，変容していく過程をチェックし，診療チームに患者の心理状況を示し，患者に対する対応を統一させる．臨床心理士がいない場合は，看護師，栄養士など，比較的患者と接する機会の多いものが役割を代行する．

　薬剤師は，合併症に対して服用している薬物について，副作用をチェックし，服薬指導を行う．

3．食事療法

　肥満症の食事療法の原則は低エネルギーバランス食である．低エネルギーに

するには，食事摂取量を減らす必要があるが，単一の栄養素のみを摂食したり，あるいは特定の栄養素のみを摂食しなかったりすることは体重減少のための食事療法として不適切であることはいうまでもない．食事療法は長期間継続して行う必要があり，栄養素のバランスを欠くことはたとえ体重が減ったとしても，健康にとっては危険である．

　肥満症の食事療法は，摂取エネルギーを減らし，1日の消費エネルギーより少なくすることによって体重を減少させるものである．その意味では，成人の1日あたりの総消費エネルギーは1500～2000 kcalと考えられるので，それよりも少ない摂取エネルギーにしなければ決して体重は減少しない．エネルギーによる食事療法の分類を表26に示す．

　これらの食事療法にはおのおのの長所，短所がある．その概要を表27に示す．

表 26　食事療法の分類

	1日摂取総エネルギー	標準体重1 kgにつき
食事制限療法	1200～1800 kcal	20～30 kcal
低エネルギー食療法 （LCD：Low Calorie Diet）	600～1200 kcal	10～20 kcal
超低エネルギー食療法 （VLCD：Very Low Calorie Diet）	～600 kcal	～10 kcal

表 27　食事療法の種類と利点・欠点

	食事制限療法	低エネルギー療法 Low Calorie Diet	超低エネルギー療法 Very Low Calorie Diet
エネルギー量 （kg 標準体重/日） 1日あたり	20～30 kcal 1200～1800 kcal	10～20 kcal 600～1200 kcal	10 kcal 以下 600 kcal 以下
体重減少効果	小さい，緩徐		大きい，急速
長期的治療	可能	可能	困難
治療方法	外来	主に外来	主に入院
栄養素バランス	容易	やや困難	困難，蛋白摂取の確保
副作用	なし	ほとんどなし	多い
体重再増加	比較的少ない	しやすい	多い

（宮崎　滋：治療80（9）：44, 1998 より引用）

（1）体重を1kg減らすには

　もし体重1kg減らすとした場合，脂肪組織だけ減らしたと仮定する．脂肪組織1kgはだいたい脂質800g，水分200gで構成されており，脂質1gは約9kcalのエネルギーに相当するので，約7200kcalになる．摂取エネルギーが消費エネルギーを下回る差の総和が約7000kcalになると，算術的には脂肪組織が1kg減少することになる．

　もし，平均的1日エネルギー消費量1500kcalの人が，食事制限をして1日1200kcalのエネルギー摂取をしたとすれば，1日の差は300kcalであり，7000÷300≒24（日）となり，3週間と少しでほぼ1kg体重が減ることになる．さらに摂食量を減らして，1日500kcalしか食べなければ差は1000kcalと大きくなり，7日間で1kg減少する計算となる．もちろん，ヒトをはじめ動物には飢餓時にもエネルギーを節約して生命を保つ機構が作動する．熱産生などが抑えられ，基礎代謝を減らす適応現象（Adaptation）が生じるので，長期に摂食制限を行うと体重減少の速度は徐々に鈍化してくる．

　食事制限による基礎代謝の鈍化のため，食事制限を中止してもしばらくの間基礎代謝がもとに戻らず低値を維持するため，過食とはいえない程度の食事でも体重が容易に再増加し，いわゆるリバウンド現象を生じる．

（2）食事制限療法

　1日摂取エネルギーが1200～1800kcalの食事制限であり，糖尿病の食事療法にほぼ相当する食事療法である．外来治療の食事療法に適したエネルギー制限で，ほぼ通常と変わらない食事をとることができる．患者も空腹感を感じることが少なく，食品栄養素のバランスをとることに苦労せず行うことができる．実際食事指導を行うにあたっては，糖尿病療養のための食品交換表に準拠して行うと，患者も理解しやすく，栄養士も習熟しており，スムーズに進行する．

　問題は減量するためにはエネルギー差が小さく，1日あたり100～300kcal程度のマイナスカロリーにしかならず，1kg減少に1～2ヵ月を要する．BMI 30以上の肥満者には，眼にみえる変化がなく，速やかな減量を期待している人は

継続が難しい．しかし，先に述べたように，糖尿病・高血圧・高脂血症などを合併している肥満者では，3〜6ヵ月で3〜5kg減少するだけで，血糖，血圧，脂質などの値が低下することが多いので，肥満症患者にわずかな体重減少でも，代謝面での変化があることを検査データを示して有効性をよく理解させ続行させる必要がある．

（3）低エネルギー食療法（LCD）

LCDは標準体重1kgあたり10〜20kcal，1日総摂取エネルギーにして600〜1200kcalの食事療法である．通常の食事を摂るためには，体蛋白の崩壊を抑えるため蛋白質を標準体重あたり最低1g摂食し，総エネルギー量を少なくするため糖質，脂質を減らす必要があるが，ほぼ日常に近い食事をすることも可能である．しかし，空腹感を抑えるためボリューム感があり，食事の量を増す工夫も必要となる．主食を粥食としたり，野菜，海草，きのこ類を多く取り入れる献立を栄養士に指導させる．

BMI 30以上の肥満症患者で，大幅な体重減少が必要であるにもかかわらず，心肺など循環系，肺，腎障害などがあるため，次に述べるVLCDができない症例は，LCDを施行する．

粥食や野菜，海草など主体とする食事を嫌う場合，朝・夕は500kcalの食事を摂らせ，昼はVLCDで用いるフォーミュラー食を摂らせ，1日総摂取エネルギーを減らしてLCDを行う場合もある．

（4）超低エネルギー食療法（VLCD）

かつては肥満症の治療に絶食療法が用いられたことがある．絶食療法では蛋白補給がないため除脂肪体組織（Lean Body Mass）の崩壊が生じ，基礎代謝率の低下が起こりやすく，副作用も多いことが知られているため，現在では肥満症の治療に用いられることはない．

迅速かつ大幅な体重減少を求める場合には超低エネルギー食療法（VLCD）が行われる．VLCDは1日の標準体重1kgあたりの摂取エネルギーが10kcal以

表 28　超低エネルギー食（オプティファスト）1日分の組成

エネルギー	420 kcal
蛋白質	70 g
糖質	30 g
脂質	2 g
ビタミン A	5000 IU
B_1	3.0 mg
B_{12}	6.0 μg
C	90 mg
D	400 IU
カルシウム	1000 mg
鉄	18 mg
ナトリウム	920 mg
カリウム	1955 mg
マグネシウム	400 mg
セレン	150 mg

下, 1日摂取総エネルギー量が 600 kcal 以下の食事のことを通常は指している．VLCD において必須なことは，良質の蛋白質を含むことであり，少なくとも標準体重 1 kg あたり 1 g 以上であることが求められる．だいたい1日あたり 60〜80 g の蛋白摂取が必要ということになる．これだけの蛋白摂取を確保すると，蛋白質のエネルギーのみで 240〜320 kcal となるので，糖質や脂質にまわされるエネルギー量はごくわずかになるため，通常の食事では供給が困難である．通常はフォーミュラー食を用いる，蛋白質を主として，糖質，脂質をほとんど含まない Protein-sparing modified fast や脂質はほとんどなく糖質を含む Liquid Fomula diet が数社から市販されており，これを利用することが多い．

著者らは Optifast を主に用いており，その含有成分を表 28 に示す．VLCD では十分な蛋白量の他，ビタミン，ミネラルなどの微量成分も含まれている必要がある．

a．対象，禁忌（表 29）

VLCD の対象者は BMI 30 以上の肥満症患者であり，速やかな体重減少を必要とする者である．体重が普通域の非肥満者が美容目的などのため行うべきで

はない．海外では外来治療も行われているが，著者らは入院して行うのを原則としている．

VLCDの禁忌は表29の通りである．心筋梗塞，脳梗塞の発症直後には行うべきではない．病状が安定すれば逆に適応となる．冠不全や不整脈も重症であれば避けた方がよい．VLCDを行うと，QTcが延長し不整脈が誘発され，R on Tを生じ心室細動を起こすことがある．

慢性肝炎，肝硬変などの肝障害では低エネルギー食によって肝機能障害が悪化する．腎不全でVLCDを行うと，体蛋白崩壊のためクレアチニン，尿素窒素が上昇することがある．悪性腫瘍がある場合，結核，SLE（全身性エリテマトーデス）など全身消耗性疾患がある場合もVLCDは行ってはならない．

精神疾患は禁忌ではないが，食事の制限により精神症状が悪化することがある．また向精神薬によって食欲が亢進していたり，摂食をコントロールすることができなかったりして，精神症状も肥満もかえって悪化することもある．

このような合併症のある患者に対しては，VLCDは行わず，より穏やかな食事制限であるLCDを長期間行うようにする．

b．VLCDの効果

VLCDの最大の効果は体重の減少が大きいことであり，著者らの経験でも4週間を1クールとして計2クールのVLCDにより，10～15kgの体重減少が得られる．欧米の報告でも16週間で平均21kgの体重減少が認められている[39]．

表29 VLCDの禁忌

1）心筋梗塞，脳梗塞 発症時あるいは直後
2）冠不全，重症不整脈
3）肝障害（脂肪肝を除く）
4）腎障害
5）悪性腫瘍
6）全身性消耗性疾患
7）授乳中の女性
8）精神病

（宮崎　滋：超低エネルギー食療法．Modern Physician 16 (4)：433, 1996より引用）

表 30　VLCD 治療に必要な検査

治療前
    1）体重，身長，BMI
    2）体脂肪量…インピーダンス法
            …近赤外分光法
            …骨密度測定法（DEXA 法）
    3）体脂肪分布…CT
    4）血圧
    5）血液，生化学
         …………血液，電解質，肝，腎機能，血清脂質
    6）耐糖能，糖代謝………75 g OGTT，C peptide
    7）尿
    8）心電図…12 誘導，ホルター心電図，トレッドミル
    9）胸，腹部 X 線
  10）内分泌学的検査…甲状腺，副腎
  11）呼吸器…睡眠時無呼吸

治療中
    1）体重
    2）体脂肪量
    3）血圧
    4）血液，生化学
    5）尿…………ケトン体
    6）心電図
    7）窒素バランス

（宮崎　滋：診断と治療 84（6）：1066，1996 より引用）

体重の減少に伴って，血圧は 8〜13％，総コレステロール値は 5〜15％，トリグリセリド値は 15〜50％の低下がみられた．また肥満の 2 型糖尿病患者に VLCD 療法を行ったところ，血糖値は 46％，HbA_{1c} 値は 30％の減少がみられた[40]．

c．VLCD 療法時の検査（表30）

VLCD 開始前に行うものとして，まず体重，身長を測定し，BMI を算出，体脂肪量を測定する．体脂肪量はインピーダンス法でもよいが，著者らはより信頼度の高い DEXA 法により測定している．CT により体脂肪分布，特に内臓脂肪量を推定し，採血し血液，生化学検査を行い，電解質，肝，腎機能，血清脂

質をチェックする．耐糖能，糖代謝検査も重要で，血糖，HbA_{1c}の測定により糖尿病の有無を調べる．糖尿病かどうか明らかでない場合は75gOGTTを行う．血中インスリンを測定し，HOMA-Rを計算しインスリン抵抗性の指標とする．

著者らは人工膵臓によりインスリン抵抗性の程度を調べている．尿検査では尿糖，尿蛋白のほか，尿ケトン体をみておく．心肺系の検査は重要であり，12誘導心電図の検査を行い，冠不全，不整脈などが疑われる場合は，Holter心電図検査や，トレッドミルなどで運動負荷をかけ心電図変化を調査する．他にX線による胸，腹部検査を行う．その他に甲状腺，副腎皮質ホルモンを測定し，2次性肥満である甲状腺機能低下症，クッシング症候群でないことを確認しておく．可能であれば睡眠時無呼吸の有無を確かめる．

VLCD施行中の検査は，体重，体脂肪量を測定し，血圧を臥位，立位で測定し，起立性低血圧がないかをチェックする．VLCD開始直後は起立性低血圧が起こりやすく，立ちくらみ，めまいなどが起こりやすいからである．血液，生化学検査では，電解質，肝，腎機能の変化をみる．尿酸の上昇が起きることが多く，上昇した場合には尿酸排泄薬を処方する．尿検査ではケトン体の増加が重要である．VLCD施行中は体脂肪分解が亢進しているためケトン体排泄が増加する．尿ケトン体が陰性であれば，患者が隠れて何か摂食している可能性が高い．蓄尿により尿量を測定する．飲水量が不足している場合は尿量が少なく，ケトン体排泄が不良となるだけでなく，循環血液量が減少し，起立性低血圧が起こりやすい．尿中窒素排泄量を測定し，窒素バランスを測定する．窒素バランスが負のままであれば体蛋白が崩壊し続けている可能性があり，VLCD療法の続行は危険である．心電図も定期的に検査する．不整脈が疑われる時はホルター心電図検査を行うのがよい．

d．VLCDの副作用

VLCDでは表31に示すように多彩な副作用がみられる．高頻度に認められるのは易疲労，起立性低血圧などの循環器症状，便秘，下痢，嘔気，嘔吐などの消化器症状，頭痛，集中力低下などの神経症状である．

起立性低血圧はVLCD開始後7～10日位までに起こりやすい．VLCDでは糖質の摂取が制限されており，そのため利尿が促進し循環血液量が減少するた

表 31　VLCD の副作用

1）全身	易疲労, 耐寒性低下, 皮膚乾燥, 脱毛
2）神経系	頭痛, 集中力低下
3）循環器系	起立性低血圧, 不整脈
4）消化器系	悪心, 嘔吐, 便秘, 下痢, 腹痛
5）泌尿器系	高尿酸血症, 尿酸腎結石
6）生殖器系	生理不順, 性欲低下
7）突然死	

（宮崎　滋：超低エネルギー食療法．Modern Physician 16（4）：433, 1996 より引用）

め生じるとされている．この予防のため少なくとも1日に3 l の飲水を確保し，1日尿量を 1500 ml 以上に維持させるよう努める．

頭痛，嘔気，嘔吐，腹痛などは，糖質制限の結果主たるエネルギー供給源が脂肪組織となり，脂肪分解の亢進のためケトン産生が高まりケトーシスを生じるためとされている．また体蛋白も少なからず崩壊するため，尿酸値も上昇する．ケトン体，尿酸を排出するためにも大量の飲水が有効である．尿量をチェックし，最低でも1日 1500 ml 以上の尿量とするために1日3 l の飲水が必要である．逆にいえば，1日3 l の飲水ができない心不全，腎障害のある場合は，VLCD は行ってはならないことになる．

頻度的に多いものではないが，心電図でST-T変化や不整脈が出現，あるいは増多する場合は，VLCD は中止すべきである．

消化性潰瘍を生じた場合もやはり VLCD は中止する．急性胃炎では中止する必要はないが，胃粘膜保護薬や胃酸分泌阻害薬（プロトンポンプ阻害薬，H_2阻害薬など）を投与しながら治療を続ける．

空腹感が強い場合は，線維を多く含む食品（野菜，海草など）を摂取させる．減量には低エネルギーであればよいのであり，VLCD 単独療法である必要はない．

易疲労，耐寒性低下，皮膚乾燥，脱毛などを訴える場合もある．著者らが通常行っている2クール，計8週程度ではあまり起こってはいないが，このような症状がみられたら長期継続して VLCD を行うべきではない．VLCD を長期行うと甲状腺ホルモン，特に T_3 が低下してくる低 T_3 症候群を呈することと関

連があるとされている．

　注意しなければならないのが突然死である．1976年にアメリカでは，The Last Chane Dietという VLCD が流行したが，含まれている蛋白が加水分解されたコラーゲンを主とした劣悪な蛋白であったため，60人もの死亡者が出た．死因は心筋の線維化であり，その後，良質の蛋白を十分量使用するよう改善されたため，死亡事故は起こってはいないという．

　いずれにせよ，副作用のチェックは重要であり，VLCD は医師はじめ医療スタッフの監視のもとに行う方が安全である．

e．VLCD の実際

　BMI 30 以上の肥満症患者で，合併する健康障害の改善，悪化の予防のために減量が必要でかつ減少量が 10 kg 以上と考えられる症例については VLCD による治療を採用する．VLCD の禁忌事項がなく，また治療前の検査で問題がない，あるいは異常検査成績を示すが減量が必要な健康障害（例えば肝機能障害のある脂肪肝や高血糖のある糖尿病など）しかないと確認されれば，VLCD を開始する．患者は肥満しているので，VLCD 開始前すでに 800 から 1200 kcal の食事制限を行いながら諸検査を行う．

　VLCD 開始後は，副作用の出現がないかをチェックするため注意深く診察する．開始直後から 10 日位までに起こりやすいのは起立性低血圧であり，患者が立ち上がったり，体位を換えた時にたちくらみを生じたりする．この期間は運動療法を行わない方がよい．1日 3 l の水分の摂取を徹底させる．

　開始後しばらくすると，患者は便秘を訴えるが，これは固形物の摂食がないためであり，便自体が少なく，便秘といえるものではない．下剤を服用しても便が出るものではないので，患者によく説明し，納得していただく．通常 3〜4 日に 1 回位の排便となる．

　その後，悪心，嘔気，頭痛，腹痛を訴えることがあるが，これはケトン体の産生が増加したためであり，尿中への排泄を増加させるため 1日 3 l の飲水を守らせる．尿酸値が上昇すれば，飲水だけでは改善しないので，尿酸排泄薬（ユリノーム® 1錠）を処方する．

　集中力低下，疲労感などの症状は，運動を好まない患者に多くみられる．過

度にならない範囲での運動を勧める．運動は起立性低血圧が起こらないことを確認しVLCD開始後1週間を経過した後に始める．

　集中力低下，疲労感などの副作用を軽減させるには体重の順調な減少がもっとも有効である．VLCDでは1日200～250 gの体重の減少が続くので，患者も積極的に治療に取り組み，症状が改善することが多い．

　医療スタッフに隠れてフォーミュラダイエットさえ摂らずに，過剰な運動を行ってさらに体重を減らそうとする患者もおり，注意が必要である．

4．運動療法

　運動療法は食事療法とならんで，肥満症治療の基本である．運動はエネルギーを消費し，体重を減少させることはよく知られているが，運動療法の効果はそれだけではない．

（1）運動療法の効果（表32）

　運動療法の効果はまずエネルギー消費を増加させることにある．運動の種類によるエネルギー消費量を表33に示す．体重60 kgの人が，30分ゆっくりと歩いて93 kcalの消費，速歩（毎分90 m）で歩いてやっと141 kcalの消費である．30分の平泳ぎは291 kcal，クロールでは231 kcalの消費となる．運動によるエネルギー消費は肥満者が予想しているエネルギー消費に比べるとかなり少な

表32　肥満症に対する運動療法の効果

1．エネルギー消費の増加，体脂肪の減少
2．除脂肪体組織の減少防止，増強
3．代謝の改善（インスリン感受性の改善，糖代謝，脂質代謝の改善）
4．心肺機能など体力増強
5．食欲抑制
6．精神的好影響（爽快感）
7．生活の質（Quality of life）の向上

表 33 運動によるエネルギー消費量（kcal）
体重 60 kg の人を基準として

		1 時間	30 分	10 分
歩行	60 m/分 ゆっくり	186	93	31
	70 m/分 普通	210	105	35
	90 m/分 速足	282	141	47
体操	ストレッチ	240	120	40
水中	ウォーク	240	120	40
水泳	平泳ぎ	582	291	97
	クロール	462	231	77
自転車	時速 8.8 km	228	114	38
ゴルフ		306	153	51
テニス		390	195	65
庭仕事		210	105	35
掃除機かけ		210	105	35
床みがき		300	150	50
芝刈り		330	165	55

い．

　しかし，食事療法に運動療法を併用すると，しない場合に比較し体重の減少が大きいばかりでなく，体脂肪量も大きく減少する．
　体重が減少した後も運動を続けると，体重の再増加が起こりにくくなる[41]．
　運動による体重減少は脂肪組織では大きく，除脂肪体組織では小さい[42]．運動療法を行うことは，体重を減少させ，より多くの脂肪組織を減少させやすい．近年，運動により内臓脂肪の減少が，皮下脂肪の減少よりも大きいのではないかと考えられており，今後の研究がまたれる．
　運動を定期的に行うと体重の減少とともにインスリン感受性が改善することが知られている．佐藤らは肥満者において，1日の歩行数と euglycemic insulin clamp 法により測定したグルコース代謝率（インスリン感受性）が，歩行数に比例して増加することを示している（図 33）．インスリン感受性の改善（すなわちインスリン抵抗性の解消）は糖代謝を改善し，血糖を低下させる．運動によ

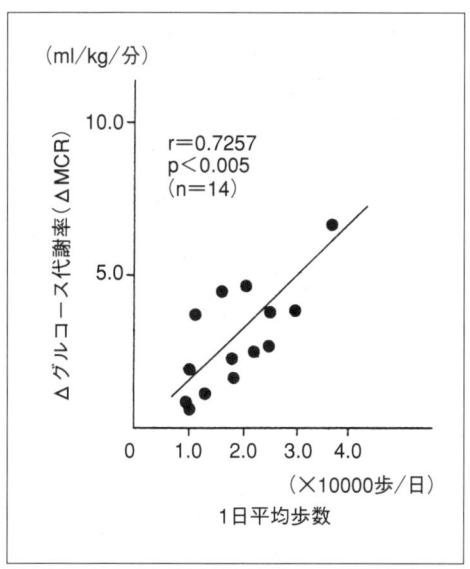

図33　1日平均歩数とグルコース代謝率
　　　改善度との相関
（佐藤祐造：肥満症．日本臨床 53（特別号）：
457，1995 より引用）

り糖輸送担体である GLUT 4 の細胞質内から細胞膜への移動が促進され，インスリン感受性が改善されて血糖が低下すると考えられている．

　肥満症患者の高脂血症は高トリグリセリド血症が多くみられるが，これはインスリン抵抗性がありインスリン作用が低下し，肝内脂肪合成の亢進によるVLDL の増加，リポ蛋白リパーゼ（LPL）の活性低下による VLDL の代謝回転の低下などのため，高 VLDL 血症を生じトリグリセリドが高値となるものである．運動によりインスリン抵抗性が改善されるとともにトリグリセリド値は低下し，VLDL 代謝回転の改善は HDL-コレステロールの増加を生じる．

　運動療法により，血圧も低下する．体重の減少とともに循環血液量が減少，あるいは血漿カテコラミンの低下などが関係しているといわれている．

　運動を行うことにより，最大酸素摂取量も増加し，脈拍数も減少する．運動は肥満症患者の心肺能力を高めている．

(2) メディカルチェック

運動療法を行う際,運動療法が適切であるかメディカルチェックを行う必要がある.

メディカルチェックは**表34**の順序で行うとよい.

まず単純性肥満であることを確かめる.2次性肥満を除外する(第3章　肥満症の診断 (p 31) 参照).

次に合併症の有無を確認する.糖尿病,虚血性心疾患,不整脈,高血圧,肝障害,腎障害,貧血,変形性関節症,視聴覚障害などがあると運動療法の選択,強度に制約が生じる.

運動療法にあたってもっとも注意して行わなければならないメディカルチェックは,心肺系と骨関節系である.自覚症状をよく聴いたうえで,検査を行う.心肺系については心電図により虚血性疾患,不整脈の有無を調べる.単なる12誘導心電図で異常がなくても,トレッドミル,ホルター心電図検査などを行っておくことが望ましい.腹部の脂肪による圧排のため,胸部X線では横位心であることが多いが,心胸郭比が50%以上の場合は,心エコー検査も行った方がよい.

表34　運動療法のメディカルチェックの手順

1. 単純性肥満か(2次性肥満の除外)
2. 合併症の有無
    糖尿病,虚血性心疾患,高血圧,肝障害,
    腎障害,貧血,変形性関節症
3. 心肺系,骨関節系
    心肺系　…　心電図,トレッドミル,
    　　　　　　ホルター心電図,心エコー
    骨関節系　…　X線,MRI
4. 身体能力
    ・敏捷性(全身反応時間)
    ・平衡感覚(重心動揺検査)
    ・筋力(筋力テスト)
    ・柔軟性(立位体前屈)
    ・持久力

骨関節系は高齢になるに従い障害が増加してくる．自覚症状をよく聴取し椎骨，特に腰椎や膝，股関節のX線検査に異常が認められればMRI検査により病変の有無，程度を確認する．最終的には整形外科医に診察を依頼する．

可能であれば，運動前に身体能力を測定しておく．専門の運動療法士，理学療法士がいれば検査を依頼する．

(3) 運動の種類・方法

a．ウォームアップ（準備運動）とクールダウン（整理運動）

運動前に体操，ストレッチを行い，身体をほぐす運動（ウォームアップ）を必ず行う．運動後はすぐやめるのではなく，息を整えながら軽い体操を行う（クールダウン）．筋肉中に残った乳酸などをなくすのに有用である．5〜10分位の時間は必要である．

b．主運動

運動療法の主となる運動は有酸素運動である．有酸素運動は最大酸素摂取量（$\dot{V}O_2mas$）の50％以下の運動で，この運動を一定時間持続して行うことにより，体脂肪をエネルギー源とする減量に適した運動を行うことができる

運動には動的運動と静的運動がある．動的運動とは歩行，ジョギング，水泳など身体の移動を伴う運動であり，体重減少に適した運動である．静的運動は身体の移動のない，体操，ストレッチ，腕立て伏せなどの筋力トレーニングであり，筋肉の増強，ひいては基礎代謝の増加に効果があるといわれている．

動的，静的運動を組み合わせて行うのがよいとされている．ウォームアップ後，20〜30分間の歩行（可能なら速歩）を行い，その後，静的運動として筋肉トレーニング（ストレッチ，エキスパンダーなど）を行い，クールダウンに移る．このような運動を少なくとも週に3回は行うようにする．3日間以上間があくと，運動療法のトレーニング効果がなくなるからである[43]（図34）．

何人かのグループで運動を行うのもよいが，運動のたびごとに約束して集まるのはなかなか億劫なことがある．その意味では体操ジムに通ってそのなかで行うのもよい．また単に歩くだけであれば1人でも可能あり，自分自身のライ

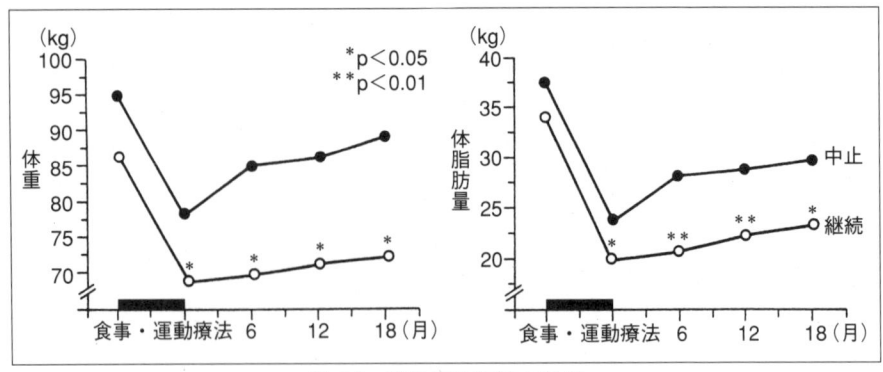

図 34 運動療法継続の効果
食事・運動療法を行い体重減少後，運動療法継続（○），中止（●）した2群間での比較．
(Van Dale D：Weight maintenance and resting metabolic rate 18-40 months after a diet/exercise treatment. Int J Obes 14：347-359, 1990 より引用）

フスタイルに合わせた運動の選択が必要である．

c．運動に際しての注意

　通常肥満した人はほとんど動かない生活習慣を持っている．だから肥満したともいえる．よく聴くと1日1500歩しか歩いていないという人がいる．どんな生活かというと，朝起きて食事を摂り，家の前からオフィスまで車で往き，座って1日中仕事をし，また車で帰って寝るというものである．このような人では1日4000歩位から始め，7000歩，1万歩と運動量を増やしていく必要がある．
　虚血性心疾患がある場合は，運動強度を低めにし，少しずつ時間を延長していく．関節痛があり動くと痛い人では，水中歩行を勧める．浮力で身体が軽くなり，関節負荷は小さくなるが，水中での移動には負荷がかかり，エネルギー消費が高まる．膝や腰が痛くて歩くのはできなくとも自転車には乗れるのであれば，エルゴメーターを用いる．肝，胃障害が強い場合は日常強度の運動とする．

d．1日に消費するエネルギー量

1日に消費するエネルギーの約10％を運動によるエネルギー消費目標量とする．通常200～300 kcalを運動で消費できれば十分である．毎分70 m位の速度（普通の歩行速度）で1時間歩けば210 kcalを消費する．ウォームアップ，クールダウンに約30分やや速足の歩行をすると約140 kcal位のエネルギーを消費する（表33）．

運動療法として着換えて「さあやるぞ」と身構えることをしなくても，常時身体を動かすことによりエネルギー消費を高めることができる．こまめに身体を動かすのも立派な運動療法といえる．これまでは，少なくとも20分以上有酸素運動を続けなければ，減量に有効ではないとされていたが，短い時間の運動を断続的に行っても，連続運動した場合に比べて劣らないエネルギー消費が得られることがわかってきたからである．

5．薬物療法

肥満症の薬物療法はこれまであまり重視されておらず，食事，運動療法の補助的役割を担うものとされてきた．日本においては，現時点でも抗肥満薬として使用できる薬物が少ないこと，さらに肥満症を薬で治すという認識がなかったことなども，その傾向を強める一因であったと思われる．

しかし，近年肥満の発症，食欲のメカニズム，体内エネルギー代謝調節機構が解明されてきたため，おのおのに対して有効な薬物が市販あるいは開発されている．

肥満症患者が，食べることを我慢し，運動を続けて行うことは容易ならざることで，多くの患者は長続きせず，挫折し，リバウンドとなりやすい．抗肥満薬をいくら服用しても，食習慣，運動習慣が変わらなければ，薬の効果は乏しい．しかし，抗肥満薬を服用することで，食欲が抑えられ，熱産生が高まり，より楽に食事，運動療法を続けることができるようになれば，肥満症患者は楽に体重を減少させることができるようになると思われる．

抗肥満薬は大きく分けると，①エネルギー摂取の減少作用を持つ薬と，②エ

ネルギー消費の増加作用を持つ薬とがある．抗肥満薬の分類を表35に示す．

（1）エネルギー摂取を減少させる薬物

a．食欲抑制薬

食欲抑制薬の作用機序は図35に示すように，食欲に関連する中枢神経のシナプスにおいて，神経伝達モノアミンの放出促進，あるいは再取り込みを抑制，あるいは分解を阻害することによって生じる[44]．神経伝達モノアミンには，ノルアドレナリン，セロトニン，ドパミンなどがある．

①中枢性アドレナリン作動薬

アドレナリン作動薬にはMazindolがある．1992年に認可され，日本で唯一使用が可能な抗肥満薬である．中枢神経のシナプスで，アドレナリンの放出を促進し，再取り込みを抑制し，受容ニューロンのアドレナリン受容体を刺激し食欲を抑制する．末梢作用として褐色脂肪細胞を活性化し，熱産生促進，ブドウ糖吸収抑制作用もある．

適応は，食事，運動療法に反応しない，BMI 35以上あるいは肥満度70%以上の肥満症患者であり，3ヵ月を限度として使用できる．

表35 抗肥満薬の分類

1．エネルギー摂取を減少させる薬物
　①食欲抑制薬
　　中枢性アドレナリン作動薬（Mazindol）
　　中枢性セロトニン作動薬（Fluvoxamine, Sertraline）
　　中枢性アドレナリン，セロトニン作動薬（Sibutramine）
　②中枢性体重調節薬
　　レプチン，メラノコルチン受容体刺激薬，
　　ニューロペプチドY（NPY）
　③消化吸収阻害薬
　　オルリスタット，CT II
　④脂質合成阻害薬
　　Cholest-4-ene-3-one
2．エネルギー消費を増加させる薬物
　①β_3アゴニスト
　②エフェドリン，カフェイン合剤
　　防風通聖散

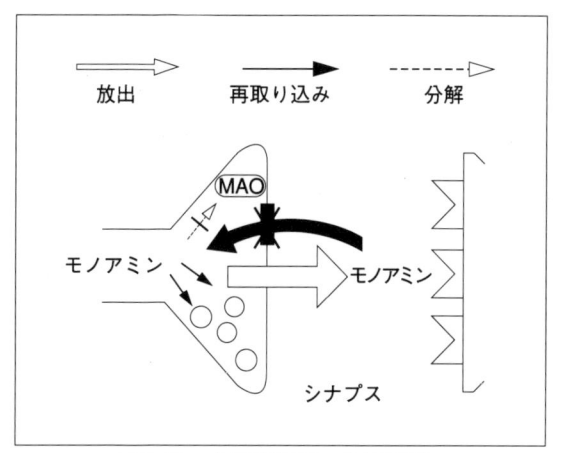

図 35 食欲抑制薬の作用機序

モノアミン（monoamine：ノルアドレナリン，セロトニンなど）の放出を促進．再取り込みを抑制，分解を阻害する．（MAO：monoamine oxidase）
(Heal DJ, et al：A review of the pharmacological evidence to differentiate it from d-amphetamine and α-fenfluramin. Int J Obes 22（suppl. 1）：S 18-S 28, 1998 より引用)

1日1〜3 mg を服用，14週間で4.56 kg，肥満度で9.2％の体重減少があったという報告がある．副作用は口渇感（25.3％），便秘（21.8％）胃部不快感（12.0％），悪心（10.9％），睡眠障害（8.8％）などである．

今のところ長期投与ができないため，体重減少療法施行時あるいは施行後に短期間補助的に使用するのがよいと思われる．

②中枢性アドレナリン，セロトニン作動薬

シブトラミン(Sibutramine)は中枢性ニューロンのシナプスでのアドレナリン，セロトニンの再取り込みを抑制することを介して，食欲を抑制する．シブトラミンはアドレナリン，セロトニン，ドパミンの遊離抑制作用はないので，副作用の発現が少ないとされている．

1日量は10〜30 mg であり，24週の服用で10 mg 投与では約6 kg，30 mg 投与で約8 kg の体重減少が得られる．欧米における一般的処方は，まず1日10 mg を4週間投与し，体重が1.8 kg あるいは1％減少しなければ15 mg に増量

し，最大 30 mg まで服用させる．

　副作用は，口渇，不眠，便秘などであるが，しばしば頻脈，血圧上昇をきたすことがあるので，著明な高血圧，冠動脈疾患，うっ血性心不全，不整脈の患者には使用すべきではない．

　現在日本でも臨床治験が実施されており，遠からず日常診療でも用いられるものと思われる．

③セロトニン作動薬

　フェンフルラミンは神経ニューロンのシナプスで，セロトニン放出を促進し受容体を刺激して食欲を抑制させる．1日 60 mg 服用で，10 週で約 6 kg の体重減少があると報告されている．副作用は口渇，イライラ感，疲労感，睡眠障害などである．重篤な副作用として，心臓弁膜症，肺高血圧症などが起こることが報告されており，特にフェンテルミンと併用した，いわゆるフェンフェン療法では体重減少は大きかったものの，弁膜症の多発死亡例が多数報告されたため発売中止となった．

b．中枢性体重調整薬

　白色脂肪細胞で産生される ob 遺伝子産物であるレプチンにより POMC ニューロンは刺激され，あるいは NPY/AgRP ニューロンは抑制され，摂食を減少させる．レプチンおよびこの二つのニューロン系に作用する薬物には，中枢性に摂食を減らし体重を減少させる効果が期待される．

　レプチンを単純性肥満症患者に連日皮下注射すると減量効果が認められる．しかし，減量効果の認められる血中濃度は，正常血中レプチン値の 20〜30 倍であり，また連日皮下注射をしなければならないなど，実用化は難しいと思われる．今後レプチンアナログ，レプチン受容体刺激薬の開発がまたれる．

　POMC ニューロン伝達系であるメラノコルチン受容体は食欲を抑制し，体脂肪を減少させる．メラノコルチン受容体(MC-4 受容体)の刺激薬は，摂食を抑制し体重を減少させると期待されている．

c．消化吸収阻害薬

　脂質の消化吸収を阻害する薬物として，Streptomyces texyricimi の産生す

るlipstatinの誘導体であるtetrahydrolipostatin（Orlistat）がある．Orlistatは胃，膵分泌のリパーゼを特異的に阻害し，トリグリセリド，コレスチロールの吸収を抑制する．Orlistat 100～200 mgの服用で脂質の吸収が約36％抑制された．通常欧米では各食前120 mgを服用し，1日あたり約200 kcalのエネルギーの吸収が減少する．1日360 mg 1年間の服用で体重が9～10％減少するといわれている．

副作用は便中脂肪排泄増加による消化器症状が主で，oily-spotting（下着につく油性のしみ），放屁，便意切迫，脂肪便などが約20％みられる．また脂溶性ビタミン（特にビタミンE）やβカロチンの吸収低下が生じる．

（2）エネルギー消費を増加させる薬物

a．熱産生代謝促進薬
① β_3アドレナリン受容体刺激薬

末梢組織における脂肪分解と熱産生によるエネルギー消費の二つの作用を持つ．従来知られているβアドレナリン受容体のβ_1やβ_2とは異なるβ_3アドレナリン受容体は白色脂肪細胞（これまで述べてきた，いわゆる体脂肪組織）と褐色脂肪細胞に存在し，前者では脂肪分解，後者では熱産生に働く．褐色脂肪細胞は脂肪細胞ではあるが，ミトコンドリアを多量に含み，高いエネルギー代謝を行い熱を産生する．

β_3アドレナリン受容体刺激薬は，齧歯類では，著効を示し体重減少が認められたが，ヒトではあまり効果がなかった．現在ヒトβ_3アドレナリン受容体に親和性のある薬物が開発されており，L 755,507（メルク社）やAZ 40140（旭化成），AJ 9677（大日本製薬）などが開発治験を行っている．

β_3アドレナリン受容体刺激薬は，食事制限に頼る現在の肥満症の治療をより行いやすくする効果が期待される．

②エフェドリン・カフェイン合剤

欧米では熱産生促進薬としてエフェドリン，カフェイン合剤が使用されている（Lotigenとして販売）．エフェドリンは交感神経終末からのノルアドレナリン作用を増強し，カフェインは細胞内phosphodiesterase作用を阻害しノルア

ドレナリンの作用を持続させる．

　漢方薬である防風通聖散は各種の生薬が配合されているが，そのなかの麻黄にはエフェドリンが含まれ，甘草にはカフェイン様作用[45]があり，軽度ではあるが体重減少作用があるといわれている．副作用は下痢と肝障害である[45]．

6．行動修正療法

（1）肥満症に対する行動修正療法

　肥満症の治療は，理論的には摂取エネルギーを減らし，消費エネルギーを増やすことであり，食べることを減らし，運動を心がければやせるはずである．しかし，問題は食事療法，運動療法の実行，継続が難しく，いったん体重を減少させても，再度体重が増加するウェイトサイクリングが生じやすい．体重を減らすことはできても，減少した体重を維持するには，体重が再増加しないような生活習慣，ライフスタイルを作り上げなければならない．

　肥満症の治療手段のひとつとして，行動修正療法が用いられる．行動修正療法とは，学習理論（行動理論）に基づき，肥満症患者の不適応な行動を，より適応可能な行動に変容させる治療法である．

　行動修正療法は表36に示すような段階を踏みながら行うのを基本としている．つまり，肥満に至ったこれまでの生活習慣のなかから，不適切な食習慣や摂食行動を自らが認識，反省し，徐々にこれを修正し，望ましい食習慣，生活習慣を確立して再度肥満することを予防するよう働きかけるものである．

表36　肥満症の行動修正療法

1．食行動の解析と評価
2．先行刺激の修正
3．行動そのものの修正
4．修正された行動実行の強化

（2）肥満症に対する行動修正療法の進め方

a．治療目標の設定

　まず適切な治療目標，減量目標を設定することが必要である．当初から標準体重を目標とするのは，治療目標として適切とはいえない．肥満者にとって，目標体重まで30 kgも50 kgもあったとすれば，そこまでの減量は実現不可能である．また，一夜にして体重が減るわけではないので，「いつまでに，何 kg 減らす」ということを，肥満者とよく相談したうえで，達成可能な現実的目標を設定すべきである．その目標に到達した段階で，次の目標を再度設定する．

　通常，半年で5～6 kg，BMIにして2前後の減量が妥当である．これまでの多くの報告では，この程度の体重の減少であっても，合併している疾患の改善が認められている．血糖，血清脂質，血圧，尿酸などの低下，肝機能障害の改善がみられ，体内代謝は間違いなく改善される．

　肥満症患者には，その程度のゆっくりした体重減少であっても，十分効果があることをよく認識させなければならない．

　逆に無理な体重減少は労のみ多く，体調を崩したり体重の再増加が起こりやすいなど弊害があることをよく説明する．

（3）基本的指導手段

a．自己監視

　食事日記，生活行動記録，体重や歩行数計測記録などが用いられる．日常の食事や運動などの生活習慣を記録し，自分自身の何気なく行っている生活習慣を把握し，客観的に自己分析させることに目的がある．

　食事日記は，常時メモと筆記用具を持ち歩き，食べたものすべてについて，①食べ始めと終わりの時刻，②何を食べたか，③どこで食べたか，④どのような状況で，誰と食べたか，⑤その時の気分，について記録する．

　生活行動記録についても，同じようにできるだけ詳細に記録する．体重は毎日一定の時刻，一定の条件下で測定し，記録する．さらに，歩数計を購入し，毎日の歩行数を測定し，記録する．

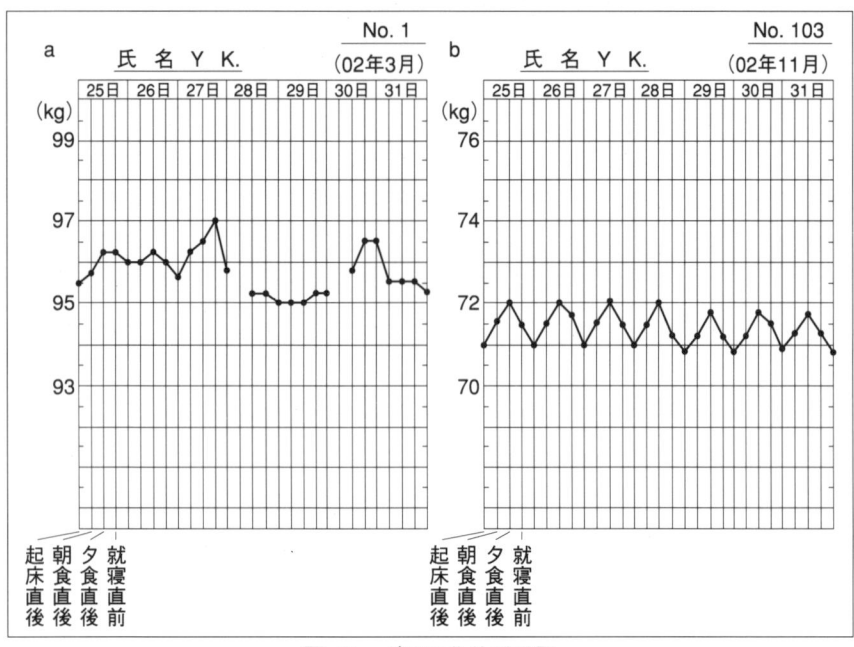

図 36 グラフ化体重日記
治療初期は体重の欠測があったり，過食で体重の急増がみられたりする．生活，食事が安定化すると体重変動は規則的になる．
a：治療初期体重日記実例，b：治療完成期体重日記実例
（坂田利家：肥満症の治療技法を求めて．肥満研究 3：10-16, 1997 より引用）

　以上の記録をもとに，体重の変化と日常行動との関連を自己分析自己評価する．坂田らは，1日4回（起床時，朝食後，夕食後，就寝前）体重を測定し，体重の日内変動を連続して記録する．グラフ化体重日記を開発した（図36）．この記録では，規則正しい食生活・日常生活であれば，体重の日内変動は一定だが，不規則であると変動パターンが乱れ，自分自身で体重が増加する原因を発見しやすいという特徴がある．

b．外的刺激の除去

自己監視によって日常生活で，過食のきっかけとなる外的刺激（要因）がわかれば，この外的刺激を少しずつ除去して，食環境，日常生活の整備に努める．過食の要因として，空腹時の買い物に衝動買い，買いだめ，その結果のつまみ食い，衝動食い，夜食，などがあることが判明すれば，外的刺激を除去し，生活習慣の修正を心がけるよう指導する．

c．食行動の是正

肥満者の食事の際によくみられるのは，早食い，まとめ食い，ながら食いなどである．このような食事の仕方は，満腹の信号を受け取りにくく，過食に陥りやすい．一口食べるごとに，20～30回咀嚼するという咀嚼法を行うことにより，食事への集中を高め，食物の持つ本来の味を感覚としてとらえ，満腹感を感じやすくする．

食事日記や生活行動記録を点検し，規則正しく食事をとるよう，日常行動を修正していく．また食事を終えたら速やかに食卓を離れ，残飯は処分し，歯を磨いて以後食べないようにするなどの工夫も必要である．

d．否定的な認識と感情の変容

人間が行動を起こす時には，まず目標を設定し，行動により目的が達成できたかどうかを評価し，その結果が自分にとって良かったか悪かったかを自己内部感情の反応として帰結させる．つまり3ヵ月で5kg体重を減少させるという目標を設定し，努力したところ4kg減少したのでまずまずよかった，次の3ヵ月また頑張ろうという一連の流れである．これが，10kg減少の目標をたてたものの，4kgしか減らなかった．自分はだめな人間だと同じ4kg減少したにもかかわらず否定的認識を持つこともある．

行動修正療法としては，実現可能な目標設定し，小さな前進を促し，この目標が達成できると自己評価ができるようになり，次のさらに高い目標に向かって努力を重ねるという積極的な内部感情が形成される．

肥満症患者に対する減量のための治療には，達成可能な目標設定，治療中の患者に対する支援，達成時の賞讃が大変重要である．

e．栄養指導

　栄養指導といっても，細かなエネルギー量の計算などを指導してもあまり有効でない場合が多い．肥満症患者と面接し，患者自身の食生活のなかでもっとも問題であると思われる点をいくつか選び，その対応策を指導する．例えば，夜食の摂り方や避け方，油物の摂り方，清涼飲料水の飲み方，などひとりひとりに千差万別であり，個別に具体策をもって対応する．

　患者本人が栄養素やエネルギーに関心があれば，それに合わせて指導する．著者らは過去に糖尿病の食品交換表を主に使用していたが，肥満症患者から私は糖尿病ではないと拒否されたことがたびたびあった．

f．運動指導

　適切な運動の指導を行う．運動療法の項を参考にして行う．運動も実行可能な運動，時間，強度を選び，運動を継続的に行うことができるよう支援する．続けて行っていれば褒めてやり，明日もやりたいというように誘導する．運動の記録を書くことができれば，それを受診時にチェックして，よい部分を褒めてやることが患者の励みともなる．

7．外科療法

(1) 適　　応

　肥満症治療としての外科治療の対象者は，重症肥満者であり，BMI 40 kg/m² 以上で体重の増加が生命を脅かす種々の疾患を合併している場合である．

　アメリカでは年間1万例以上，欧州諸国では年間7000例以上の肥満症治療としての外科療法が行われている．日本ではBMI 35以上の重症肥満者が人口の約0.2％と少ないこともあり，これまで約100例前後しか外科療法が行われていない．肥満の程度が軽いために外国に比べ内科的治療をとることが多いうえに，肥満症を保険診療で認めていないことや内科医が外科治療に消極的であることも影響していると思われる．しかし，今後日本でも肥満症患者が増えると

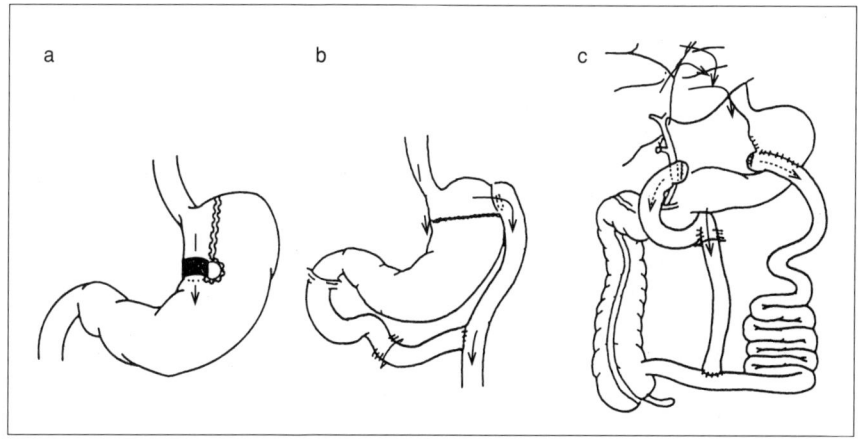

図 37 肥満に対する主な術式
a：垂直遮断胃形成術，b：胃バイパス術，c：胆膵バイパス術
⟶ 食物の経路，┄┄▶ 胆汁，膵液の経路
（川村 功：肥満者での外科手術に伴う合併症と対策．日本臨床 53（特別号）：545-549, 1995 より引用）

ともに重症肥満症患者の増加も推測され，外科療法が採用されるケースも多くなると考えられる．

（2）外科手術法

外科手術には食物摂取制限法（restrictive surgical procedures）と消化吸収能低下法（malabsorptive surgical procedures）の二つの方法がある．

a．食物摂取制限法

患者が食物を摂る量を少なくするように胃胞を縮小し，エネルギー摂取を制限し体重を減少させる方法である[46]．

垂直遮断胃形成術（Vertical banded gastroplasty）（図 37 a）は 2 種類のステープラーを用い胃の小彎側上部に 30 ml 位の小さな胃嚢を作り，その出口をメッシュ製の band を巻きつけ出口を狭くし，一度に大量の食物を食べられないようにする術式である．垂直遮断胃形成術の日本での成績は，術前 120.2

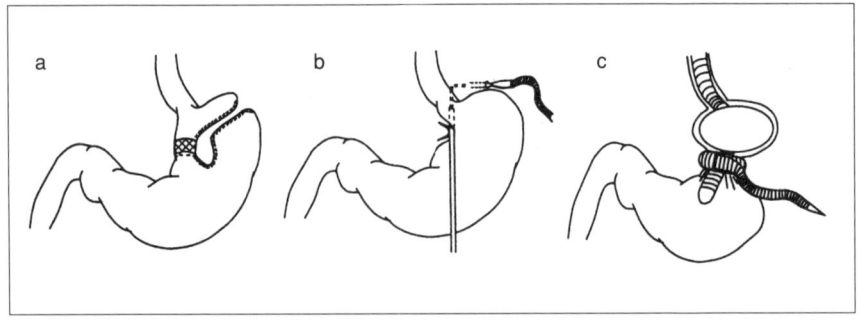

図 38 術式の紹介
a：K 型胃形成術　　b, c：内視鏡的胃緊縛術
（川村　功：肥満者での外科手術に伴う合併症と対策．日本臨床 53（特別号）：545-549，1995 より引用）

kg±25.6 kg の肥満者が術後 6 ヵ月では 84.4±17.5 kg と急速に減量し，術後 5 年までほぼ同様の体重を保ち得たと報告されている[47]．この手術の欠点はステープラーがはずれることにより胃嚢が拡大し，減量効果が消失すること（Stapler disruption）にある．この欠点を是正した K 型胃形成術（K-gastroplasty）（図 38 a）も行われており，術後合併症も減少している．また簡単でかつ胃嚢容量の再調整が可能な胃緊縛術（Gastric banding）（図 38 b, c）も行われている．

b．消化吸収能低下法

消化吸収能を低下させるための手術として，胃バイパス術（Gastric bypass）（図 37 b），腸バイパス術（Intestinal bypass），胆膵バイパス術（Bilio pancreatic bypass）（図 37 c）は，術後の体重減少効果は大きいが合併症が多いため最近は行われなくなった．この種の手術としては Roux-Y 吻合胃バイパス術（Roux-en-Y Gastric bypass）（図 39）が行われている．術後 1 年で超過体重の約 70% が減少するが，3 年以降の体重減少効果が低く，stapler disruption や吻合不全などの合併症が起こりやすいとされている．

c．内視鏡下の肥満外科手術

先に述べた手術は開腹で行われていたが，1990 年代になり内視鏡下手術とし

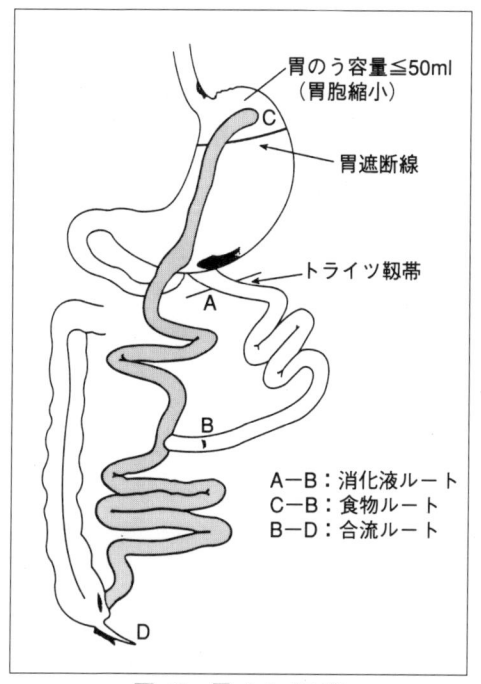

図 39 胃バイパス術
(川村 功：肥満の外科治療における最近の動向．肥満研究 5：158-161, 1999 より引用)

て行われるようになった．肥満症手術は機能的な手術であるため，手術操作に多くの制約があるが，胃緊縛術，垂直遮断胃形成術，Roux-Y 吻合胃バイパス術なども行われてきており，好成績を残している．今後内視鏡下手術がますます増加するものと考えられる．

第9章

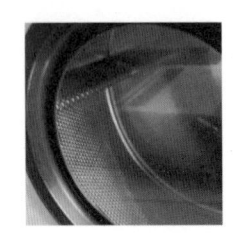

外科手術

1．肥満者に対する外科手術

　肥満者が何らかの疾病のため外科手術が必要となった場合，普通体重者と異なりさまざまな手術合併症が起こりやすいことが知られている．単に手技的な点だけを考えても，過剰の脂肪組織のため手術が困難となり手術時間が長くなったり，出血量が増える，手術の合併症も起こりやすくなるなどさまざまの問題が起こりやすい．今後肥満者が増えるに従い，肥満者が手術を受けることも多くなるので，十分注意を払う必要がある[48]．

（1）合併症

a．呼吸器系合併症
　肥満患者に対する外科手術でもっとも危険といえるものである．脂肪蓄積のため胸部のコンプライアンスは低下しており，クロージングボリュームの増大，呼気予備能，機能的残気量，1回換気量の低下，末梢気道閉塞による肺胞低換気などのため低酸素血症となりやすい．麻酔に際しても気道確保が困難であったり，手術操作に伴う脂肪滴の遊離による肺塞栓が起こりやすい．

b．循環器系合併症
　肥満状態では循環血液量は増加しているが，脂肪組織に血流は乏しく結果として血管内液量は増加している．そのため心拍出量増加，左室仕事量の増加，1回拍出量の増加が見られ，血圧上昇，心肥大となりやすい．呼吸機能低下によ

る低酸素血症は多血症（Hb＞16.5 g/l）を起こし，右心不全を生じやすく，手術合併症を誘発，増悪させやすい．

c．代謝障害

肥満者はインスリン抵抗性が生じやすく，糖尿病の合併率が高い．また尿酸の過剰産生と排泄低下により高尿酸血症を起こしやすい．また肥満者では水分の許容量が少ないため，術中，術後の輸液量が不足すると腎機能障害を起こしやすく，腎不全に移行することも少くない．高血糖が続くと縫合不全，創治癒の遅延，創の易感染性が術後管理の問題になる．

d．脂肪過多による合併症

脂肪組織の増加による直接要因として，①気管への脂肪沈着が気道狭窄を起こしやすい．②手術操作による脂肪滴が肺塞栓を起こしやすい．③手術視野の展開が困難なため，不慮の大出血，不完全止血，縫合不全，リンパ節郭清不完全などを起こしやすい．④脂肪組織の壊死による創弛緩，感染が生じやすい，などがあげられる．

（2）肥満者への手術の合併症対策

a．術前管理

①体重管理

可能な限り体重を減少させる．緊急手術は別としても，通常の手術で待機可能な場合では少なくとも BMI で 30 以下にする必要がある．食事管理が必要であり，高度肥満では VLCD などにて急速に減量する．ただ体重を減らすだけでは不適切で，蛋白摂取を十分として体蛋白を維持し，心肺機能の維持，強化を図る．

②呼吸・循環器系管理

肥満者では手術による呼吸・循環器系への負荷は大きく，麻酔，手術に際しては十分な注意が必要である．

労作時の呼吸困難，体位による呼吸困難，息切れ，睡眠時無呼吸の有無をよ

く聴取するとともに，胸部 X 線検査にてうっ血，心肥大，横隔膜挙上の有無を調べる．心電図では不整脈や伝導異常，ST-T 変化など冠不全の有無を確認する．動脈血ガス，呼吸機能検査は必須であり，腹部脂肪による呼吸抑制が強いため複式呼吸や IDSEP（Increased dead space and expiratory pressure）などの呼吸訓練を術前に行っておく．

肺動脈塞栓予防のための，呼気 CO_2 モニターを行い，術前，後でヘパリン 5000 単位を連日皮下注射する．また両下肢全体を弾力包帯で巻き塞栓予防に努める．

③感染予防

術前の清潔を保つことが重要で，感染防止のため抗生薬を投与することも考慮する．

b．術中管理
①麻　　酔

肥満者は短頸，猪首，巨大舌，気管壁脂肪沈着があり，気管内挿管が困難なことも多い．筋弛緩薬は通常量の 1.5 倍必要である．吸入麻酔薬は脂肪組織に停留し，術後覚醒を遅らせるので，速覚醒性の enflurane などを用いる．術中も筋弛緩薬を十分投与し，パルスオキシメーター，呼気ガスモニターで常時チェックする．

②消　　毒

肥満者は易感染症であり，皮膚消毒も十分行う．

③ライン確保

通常の静脈ラインに加え，肥満者では水分許容量が少ないので中心静脈ラインが必要であり，呼吸管理のため動脈ラインも必要なことが多い．

④開腹，開創法

皮膚切開後，厚い皮下脂肪層があるので，用手鈍的切開を行うこともある．脂肪層は壊死しやすく，創縁ドレープを必ず用いる．

⑤閉腹，閉創法

術後創弛緩が起こりやすいので創の縫合閉鎖を正確に行う．縫合を確実にするため 3～4 針に 1 針結節縫合を加える．皮下脂肪層は生食水による洗浄のみ行い，脂肪融解の原因となる脂肪層縫合は避ける．

c．術後管理

　術後肺炎や無気肺予防のため手術の翌日まで気管内挿管を続け補助呼吸を行う．抜管後は半坐位とし自発呼吸を促す．疼痛は硬膜麻酔で緩和させ，早期離床や歩行を行わせる．肺塞栓予防にはヘパリンを用い，弾力性包帯を両下肢に巻きつける．パルスオキシメーターや動脈血酸素分圧の測定は継続して行う．

第10章 予防

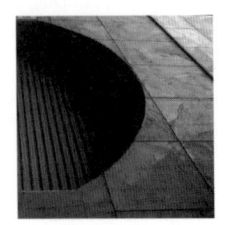

1. 肥満予防の意義

　肥満の予防は個人にとっても社会にとっても非常に重要である．これまで述べたように肥満すると肥満の合併症数が増加し，そのために健康が障害される．体重を減らすことにより，これらの合併症は消失あるいは改善されるので，健康の回復には体重を減らすこと，健康の維持には体重を増加させないこと，普通の体重（BMIが18.5～25）を維持することが重要である．

　社会的には肥満者が増加することで，肥満に起因する健康障害が増す．当然のことながら治療に要するコストは増大し，また健康障害があるために業務に就けないなどの経済的損失は莫大なものになる．高コレステロール血症に限っても，肥満者の肥満に起因する高コレステロール血症の頻度が非肥満者の頻度と同じ程度に減少したとすると，薬剤費だけで472億円軽減されるという[49]．肥満には高脂血症だけでなく，糖尿病，高血圧，高尿酸血症や，それらに関連して生じる冠動脈疾患，脳血管障害などの動脈硬化性疾患，関節障害などさまざまな疾患が生じるので，日本に限定しても1兆～数兆円の医療費が節約できるといっても過言ではない．

2. 健康日本21

　厚生労働省は平成12年3月31日，「21世紀における国民健康づくり運動（健康日本21）の推進について」という通達を告示した．この目的は，「21世紀の

わが国をすべての国民が健やかで心豊かに生活できる活力ある社会にするため，健康増進，発病予防の「1次予防」に重点をおいた対策を強力に推進する」ことにある．特に「壮年期死亡の減少，健康寿命の延伸および生活の質の向上」が重視されている．基本方針は，①1次予防の重視，②健康づくり支援のための環境整備，③目標等の設定と評価，④多様な実施主体による連携のとれた効果的な運動の推進，をはかることとしている．

具体的な目標として，生活習慣の改善などの9分野（**表37**），「健康日本21」での70の目標項目と100の指標が設定されている．各項目のなかでも，具体的指標が設定されている．

3. 栄養・食生活の改善

第一に適正体重の維持があげられている．2010年に到達する目標値が示されている（**表38**）．このためには脂肪摂取エネルギー比率を現状の27.1％を2010

表37 生活習慣の改善など主たる対象分野

1．栄養・食生活
2．身体活動・運動
3．休養・こころの健康づくり
4．たばこ
5．アルコール
6．歯の健康
7．糖尿病
8．循環器病
9．がん

表38 2010年の適正体重到達目標値

	現状	2010年
①児童，生徒の肥満児	10.7%	7%以下
②20歳代女性のやせの者	23.3%	15%以下
③20〜60歳代男性の肥満者	24.3%	15%以下
⑤40〜60歳代女性の肥満者	25.2%	20%以下

年までに25%以下にすること，1日あたり野菜摂取量を現状の292gを350g以上にすることなどを目標として定めた．

自分の適正体重を認識し，体重コントロールを実践している人は，現状では男性62.6%，女性80.1%であるが，これを90%以上に引き上げ，欠食をなくし，量，質ともにきちんとした食事をする人を増やし，自分の適正体重を維持することのできる食事量を理解できるようにしようとしている．このためには栄養，食事についての学習の場を確保し，地域，職域において健康や栄養に関する学習や活動を自主的に行う人達への援助を行うとしている．

4．身体活動・運動

身体活動・運動も生活習慣病の発生予防効果を高め，健康づくりの重要な要素として奨励している．

意識的に運動を心がけている人は，現状では男性52.6%，女性52.8%であるが，これを2010年までに63%以上とし，歩行数も現状の男性8200歩，女性7300歩をそれぞれ1000歩増すこととし，運動習慣者を男性は28.6%から39%以上に，女性では24.6%を35%以上にすることを提言している．

5．糖尿病・循環器疾患

糖尿病，循環器病のいずれについても，肥満者の減少がまず目標にあげられている．

糖尿病については，肥満を改善させるためには，日常的に運動を行うこと，質量ともにバランスのとれた食事をとることが重要であると提言している．肥満者数の減少という目標が達成されることにより，現状の糖尿病患者数690万人が生活習慣の改善がない場合2010年に1080万人に増加すると推定されているが，これを1000万人に抑えることを目標としている．このためには糖尿病検診の受診を増やし，受診後の異常所見者の事後指導，受診を増やし，また現在

糖尿病であることがわかっていながらその45%しか治療を継続していないので、これを100%にすることを目標としている。

循環器病については、食事や運動に注意し、肥満を改善することに加え、塩分摂取の制限、カリウム摂取の増加などによる高血圧の改善、喫煙の減少を目標としてあげている。糖尿病を減少させることに加え、高脂血症についても減少を目指している。現状は男性で10.5%、女性で17.4%が高脂血症であるが、これを2010年にはおのおの5.2%、8.7%以下に減らそうというものである。

6. 肥満解消の有用性

健康日本21に示された目標は、肥満の改善により達成が容易になるものが多く、21世紀の健康問題対策の柱のひとつは肥満の改善、解消であるといってもよいと考えられる。

この提言では生活習慣病が改善されることにより、2010年には心臓病（冠動脈疾患）が男性で25%、女性で15%の減少、脳卒中は男性で25%、女性で15%の減少、糖尿病は全体で7%の減少が見込まれるとしている。このような疾患の発症、増悪に肥満がその50%に関与しているとしても、肥満の改善は日本人の健康維持、増進に多大の寄与があると思われる。

7. 肥満予防の取り組み

健康日本21の目的は健康増進、発病予防の1次予防である。このためには学童、生徒に対する学校での取り組み、地域住民に対する保健所など行政の取り組み、会社等従業員に対する職域での取り組みが重要となる。

肥満は食事の摂り過ぎ、運動不足から起こる生活習慣病の基礎的病態であり、あらゆる分野で国民の健康づくりのため活動が必要である。また1人1人が健康に関心を持ち、健康に対する意識を高め、肥満しない生活習慣をつくり上げていくことが求められている。

8．肥満教室

　肥満症患者に対して，著者らは外来で栄養指導を主にした肥満教室をダイエット教室と称して行っている．肥満者は肥満という言葉に抵抗があるのでダイエット教室と名づけている．講義時間はだいたい2時間から2時間30分程度で，隔週間隔で行っている（付録「患者指導資料」p 138参照）．

　対象者は体重の減少が必要な人であって，必ずしも肥満である必要はないが，たいがいBMI 30以上の人とその家族が参加する．体重の減少には家族のサポートなしにはまず達成できない．毎回家族を含め10名前後が参加し，机を口の字型に配置し，講義というより座談会という形式をとっている．

　まず医師が肥満について，また肥満症とは何かを説明する．BMIの意味，体重への関心を持つことを促し，肥満であると合併症が必ず起こること，動脈硬化が進みやすく，重大な疾病の原因となることを説明する．もっとも重要なことは生活習慣の改善にあり，どのような悪い生活習慣が肥満を生じさせたのかを参加者に考えてもらうようにしている．

　栄養士は食事の摂り方について説明している．基本的には低エネルギー，バランス食である．エネルギー計算には糖尿病の食品交換表を使うとわかりやすいことがあるが，参加した肥満者のなかには自分は糖尿病ではないと言って拒否的態度を取る人もいる．個人差はあるが低エネルギー食であるので，1日あたり1000〜1500 kcal程度の指示が普通である．これを3食に分けて食べると一食あたりの食事量が少なくなるので，ボリューム感，満足感の得られる献立，料理法を指導する．

　栄養士の仕事は栄養指導だけでなく，食事の摂り方，日常生活の工夫など，行動療法の手法を取り入れた指導を行う．まとめ食い，やけ食い，夜食など食事の摂り方の異常は心身的要因に起因していることが多い．食事の摂り方から入り，肥満者本人がなぜ食べずにはいられないのか，どうしたら食べずに済ませられるのかを，栄養士はともに考え，解決の糸口を見つける作業を行う．

　一度や二度の指導で肥満者の摂食行動を改善させることはできなと考えるべきである．

肥満教室として運動指導ができればさらによい結果が出ると思われる．運動の習慣をつけさせ，骨格関節系を痛めず，心肺能力，筋力を高める指導を行う．

また肥満教室後には必ず記録をつけさせ，その達成度をチェックすることが重要である．肥満者に何らかの改善がみられれば，よく褒めてやり，さらに体重減少に努力するよう誘導しなければならない．

9．ウェイトサイクリング（Weight Cycling）

肥満者が食事制限などの体重減少法を実行すると体重は減少するが，長続きしないと体重が再増加することが多い．食事制限を行うと体脂肪は減少するが，筋組織なども蛋白異化が進むため減少する．このため基礎代謝量も減少する．すなわち食事制限を行うと，身体はエネルギー消費を小さくする方向に動く．これを適応現象（Adaptation）という．食事制限を中断して摂食量を増やすと，わずかの量の摂食量の増加であっても低下した基礎代謝の低下のために相対的エネルギー過剰となり，急激に体重の再増加が起き体重減少前の体重より増加することがある．これを俗にリバウンドと呼ぶこともある．この体重再増加の主成分は体脂肪で，筋組織など除脂肪体組織が増えることはないといえる．体重減少，再増加を繰り返すたびに体重は増加し，体脂肪量のみ増加する．このような現象をウェイトサイクリング，あるいはおもちゃのヨーヨーのように上がったり下がったりするのでヨーヨー現象という．一説ではウェイトサイクリングを繰り返すたびに肥満症の合併症が発症しやすくなるといわれている．

この点からも，いったん減量した体重は二度と増えないように注意する必要がある．

文献

1. 日本肥満学会肥満症診断基準検討委員会：新しい肥満の判定と肥満症の診断基準．肥満研究6：18-28, 2000
2. 松澤佑次，他：有病率が最も低くなる理想体重．肥満研究4(1)臨時増刊号：65-69, 1998
3. 善積　透，他：CTによる腹部脂肪分布評価法の普及をめざして．肥満研究6：81-87, 2000
4. 吉池信男：Body Mass Indexに基づく肥満の程度と糖尿病，高血圧，高脂血症の危険因子との関連．肥満研究6(1)：4-17, 2000
5. Kono S, et al：Prevalence of gallstone disease in relation to smoking, alcohol use, obesity, and glucose tolerance：A study of self-defence officials in Japan. Am J Epidemiol 136：787-794, 1992
6. Stampfer MJ, et al：Risk of symptomatic gallstones in women with severe obesity. Am J Clin Nutr 55：652-658, 1992
7. Hurbert HB：Obesity as a independent risk factor for cardiovascular disease：A 26 year follow-up of participants in the Framingham Heart Study. Circulation 67：968-977, 1983
8. 清原　裕：一般住民における肥満の頻度の時代的推移と肥満度が生命予後に及ぼす影響：久山町研究．肥満研究4(1)臨時増刊号：12-16, 1998
9. Larsson B：Abdominal adipose tissue distribution, obesity, and risk of cardiovascular disease and death：13 year follow up of participants in the study of men born in 1913. Br Med J 288：1401-1404, 1984
10. 高橋雅彦，他：脂肪組織発現因子と疾患．ホルモンと臨床48：1055-1062, 2000
11. 山川正信，他：肥満の総死亡，循環器疾患死亡に与える影響．肥満研究4(1)臨時増刊号：70-74, 1998
12. 白水知仁：生命保険からみた肥満の入院発生率，死亡数．肥満研究4(1)臨時増刊号：94-103, 1998
13. 腰野富久：肥満にみられる整形外科的疾患・合併症．日本臨床53(特別号)：382-287, 1995
14. 栗山喬之：睡眠時呼吸障害．肥満研究6：135-140, 2000
15. 児玉和宏：精神疾患．日本臨床53（特別号）：392-397, 1995
16. Stunkard AJ：Dieting and depression reexamined. Ann Intern Med 81：526-533, 1974
17. 宮崎　滋：肥満と癌．肥満研究5：216-217, 1999
18. Lew EA, et al：Variations in mortality by weight among 750,000 men and women. J Chronic Dis 32：563-576, 1979

19. 坂元吾衛：肥満と乳癌．日本臨床 53（特別号）：286-289，1995
20. Jacobs E, et al：Anti-gonadotrophin releasing hormon antibody inhibit the growth of MCF 7 human breast cancer xenografts. Br J Cancer 80：352-359, 1999
21. Stoll BA：Association between breast and calorectal cancer. Br J Surg 85：1468-1472, 1998
22. Giovannuci E, et al：Physical activity, obesity, and risk for colon cancer and adenoma in man. Ann Intern Med 122：327-334, 1995
23. Mydlo JH, et al：Defrence in prostate and adipose tissue basic fibroblast growth factor. Urology 50：472-478, 1987
24. 大関武彦：小児期の肥満・過体重の判定．肥満研究 7：21-26, 2001
25. 山田祐一郎，他：肥満の遺伝素因．診療と治療 84：1006-1010, 1996
26. 中沢明紀：小児肥満の疫学．小児内科 29：15-20. 1997
27. Must A：Long-term morbidity and mortality of overweight adolescents. N Engl J Med 327：1350-1355. 1992
28. 垣崎絹恵：外来指導を受け，成人年齢に達した肥満児の予後に関する調査成績．小児科診療 47：2015-2019, 1994
29. Merritt RJ：Obesity in paediatric patient. Compr Ther 5：26, 1979
30. Taitz ST：The Obese Child. Blackwell Scientific publicatin, Oxford, p 190, 1983
31. 山崎公恵：小児・学童における肥満，治療と予後．日本臨床 53（特別号）：529-533, 1995
32. Yu WH, et al：Role of leptin in hypothalamic-pituitary function. Proc Natl Acad Sci USA 94：1023-1028, 1997
33. Johnson SR, et al：Maternal obesity and pregnancy. Surg Gynecol Obestet 164：431-437, 1987
34. Oats JN：Obesity in pregnancy. Compr Ther 9：51-55, 1983
35. 楠　智一：女子学生と肥満・やせ．肥満研究 6：208-210, 2000
36. 伊藤千賀子：疫学：肥満者頻度と肥満発生率の推移．肥満研究 6：120-124, 2000
37. 大庭建三：老年者における肥満と脳血管病変―剖検例よりの検討．動脈硬化 18：561-566, 1990
38. 中野博司：高齢者における肥満．日本臨床 53（特別号）：537-542, 1995
39. Rössnor S：VLCD versus LCD in long-term treatment of obesity. Int J Obes 21：22-26, 1997
40. Henry RR：Benefits and limitations of very-low-calorie diet theraphy in

obese NIDDM. Diabetes Care 4：802-823, 1991
41. Van Dale D：Weight maintenance and resting metabolic rate 18-40 months after a diet/exercise treatment. Int J Obes 14：347-359, 1990
42. Wilson MA：Treatment of obesity. Am J Med Sci 299：62-68, 1990
43. 佐藤祐造：肥満・肥満症の運動療法．肥満研究 4：211-216, 1998
44. Heal DJ, et al：A review of the pharmacological evidence to differentiate it from d-amphetamine and α-fenfluramin. Int J Obes 22 (suppl. 1)：S 18-S 28, 1998
45. Yoshida T, et al：Thermogenic, anti-obesity effects of bofu-tsusho-san in MSG-obese mice. Int J Obes 19：717-722, 1995
46. 川村　功：肥満の外科治療における最近の動向．肥満研究 5：158-161, 1999
47. 磯野可一, 他：肥満の治療法．外科療法．日本臨床 53（特別号）487-492. 1995
48. 川村　功：肥満者での外科手術に伴う合併症と対策．日本臨床 53（特別号）：545-549, 1995
49. 徳永勝人：日本における肥満の医療経済．肥満研究 5：94-97, 1999

宮崎　滋の肥満診療教室　目次

Lecture 1　医師患者関係
1．肥満症診療時の褒め方 ……130
　①体重が減った時 ……………130
　②体重に変化がない時 ………131
　③体重が増えた時 ……………131
2．肥満症診療での禁句 …………132

Lecture 2　診療フローチャート
①外来受診→②診察，検査→③再診→④外来治療→⑤入院治療→⑥外来診察→⑦栄養指導，カウンセリング ……………………………………134

Lecture 3　患者指導資料
①当院肥満教室（ダイエット教室）で使用中の教材 ……………………138
②当院肥満教室（ダイエット教室）風景 ……………………………………138
③食事記録表・継続栄養指導カード ………………………………………139

Lecture 4　症例
1．若年発症で社会的に孤立し，治療を受けつけない症例 ……140
2．心不全，肺胞低換気，糖尿病など重篤な合併症を伴った重症肥満症例 ……………………141
3．肥満は仕事の障害になるため減量に対するモチベーションの高かった症例 ……………142
4．糖尿病を合併し，退院後の過食をやめることができず血糖が上昇し入退院を繰り返している症例 ……………………………143
5．β_3アドレナリン受容体がArg/Argのホモ型で無月経を伴った症例 ……………………144
6．体重が順調に減少し治療が成功したと思われた摂食障害症例 ……………………………145

Lecture 5　治療のめやす
1．減量の目安 ……………………146
　①脂肪組織1 kgの組成 ………146
　②消費エネルギーを推定 ……146
　③摂取エネルギーの決定 ……146
　④減量の目標体重と期間 ……146
　⑤超肥満者の場合 ……………147
2．減量の実際
―当院ダイエット教室（肥満教室）受講者アンケート結果より― …………147
　①重点的に聞きたかった内容 …147
　②医師，栄養士に求めること …148
　③質問 …………………………148
　④体重の変化について ………148
　⑤受講後の食事内容，生活習慣の変化 ……………………………149
　⑥ダイエット教室受講後の外来受診，栄養相談の有無 ……………149
　⑦ダイエット経験 ………………150
　⑧ダイエット教室の満足度 ……150

終了証 ……………………………150

Lecture 1　　　　　　　　　　医師患者関係

1．肥満症診療時の褒め方

① 体重が減った時

　外来受診時に前回より体重が減っていたら，「よかったね」「よくやったね」とまず褒めよう．次に「体重を減らすのにどんなことをしたのがよかったのか？」と尋ねる．患者の行ったことが理に適っていれば「よいことをした．続けて下さい」と続行を促す．しかし，なかにはまったく食べなかったり，野菜だけであったり，下痢や嘔吐するような食べ方をしていた場合には，身体によくないことを十分理解するよう説明する．

　より健康な身体になるために減量するのであり，単に減量しさえすればどんなことをしてもよいというのは好ましくないことをよく理解させなければならない．

　体重が減った時には必ず血圧，血糖，血清脂質，肝機能，尿酸など何かが改善していることが多い．「体重が2 kg減っただけで，ほら血糖もトリグリセリドも低下しましたよ．もう2 kg減ると肝機能もよくなるでしょう」と検査データでの改善があれば減量の効果であることを認識させる．

　検査データの改善がなくても，体重が減少していれば「身体が軽くなって動きやすい」とか「膝の痛みが軽くなった」などの自覚症状の改善があることも多い．患者からそんな話が出れば「よかったですね」と褒める．患者が言い出さなければ「身体が軽くなりませんか？」とか「膝の痛みはどうですか？」と誘導的質問をする．

　1〜2 kgの体重減少であれば体格的には見ためにもあまり変化がないのだが，「顔がほっそりしたと言われることはないですか？」「首のあたりがスマートになったと言われませんか？」など，他人の眼を意識した質問をするとよい．

　体重が減っていると患者自身も満更でもなく思っているので，「次までもう1〜2 kg減るときっと皆から言われますよ」と付け足しておく．

② 体重に変化がない時

体重に変化がない時こそ，褒めるべきである．「あなたは本来体重が増えやすいのに，体重が増えなかった．どんなことに気を付けたから体重が増えなかったと思いますか？」と，体重減に有用なことを行った場合は「続けられれば次回までには必ず減りますよ」と励ます．患者が減量に自信を持つよう支援することが重要である．また体重が増えないということは多少なりとも食事・運動に気を付けたためであり，もし検査データの改善がひとつでもあれば，体重を増加させないように行った努力の結果であると褒めることが肝要である．

③ 体重が増えた時

体重が増えた時は褒める材料を探さなければならない．

食事を減らしたが3日しか続かなかったのであれば「どんな食事にしたのですか？ どうして続かなかったのですか？」と尋ね，「今度はこのようにやってみては」と具体策を提案する．

患者は減量のできなかったことについて弁明し，食事・運動療法ができなかったことを弁解する．この時頭ごなしに叱りつけるのではなく，そのひとつひとつに第三者的に論評し，医療スタッフとしての助言を与えるようにする．

何回も何回も同じことを聞かされるのはつらいし閉口することも多いが，できない理由を聞いてくれる医療スタッフは自分の伴走者と感じてくるようになれば，患者も徐々にこちらの話を受け入れるようになってくる．

2．肥満症診療での禁句

体重が増えた時次のように言いがちですが，ますます患者を拒否的にするだけです．

1．「体重が増えるなんてダメだね」
2．「どうしたの，こんなに体重が増えて」
3．「言われた通りやってないでしょう」
4．「ダメだよ．食べすぎては」
5．「言われた通り運動してる？」
6．「やる気ないんだから」
7．「何回言えばわかるんだ」

以下のように言い換えましょう

1．「体重が増えていますが，どうして増えたと思いますか？」
2．「体重がずい分増えていますが，何かうまくやれないことがありましたか？」
3．「前回，話した通りにはできなかったようですね．どこが難しかったですか？」
4．「やっぱり食べすぎでしょう．食べずに済むよい方法はないですか？」
5．「運動もできなかったようですが，できなかった理由は何ですか？」
6．「やる気はあっても実行に移すまでにはいかないようですね．まずこれから始めてみませんか」
7．「前回は全然できなかったけれど，今回は50％まではできましたね．次回は70％までできるようにしませんか」

患者と上下関係があって指示的，威圧的な言い方は避け，同じレベルで相談しているように患者に受け取られるようにすべきである．ただ打ち解けすぎてもよくない．医療スタッフとして医学的に間違っている場合は，誤りを指摘し，毅然とした態度で是正しなければならない．ただやりこめてしまうと通院が続かなくなるので，「あなたがそうしたい気持ちはわからないでもないですが」とか「そうしたのはよくわかりますが」と患者の言い分を受けとめたうえで，「この点は誤り」と指摘し，「こうした方が有効だと思いますよ」と修正する．その場で強制せず「試してみては」と次回につなぐ診療姿勢を取る方がよい．肥満するには食べすぎや運動不足など何らかの原因が必ずあるので，共同でそれを発見し，変えていこうと持ちかけるようにする．しかしなかには医療スタッフに依存的な患者もおり，ずっと指示待ちをしていて，自分では何も考えようとしない場合がある．このような患者は箇条書で，①夜食しない，②1日20分歩く，③……などと具体的な指示をし，次回どの位できたかチェックするとよい．

Lecture 2　　　　　診療フローチャート

診療の流れ

① 外来受診

　初診時の診察では，来院患者の様子をよく観察し，何を望んで来院したのかを詳しく尋ねる．肥満症患者として合併症があるのか，精査を希望しているのか，単にやせたいだけなのかなどについて話を聴く．また生活様式（ライフスタイル），家族構成，家族内，職場，学校での人間関係についても差障りのない範囲で確認する．過食の原因は人間関係にあるといってまず間違いない．食行動，運動についても確かめる必要があるが，初回では患者もなかなか話をしな

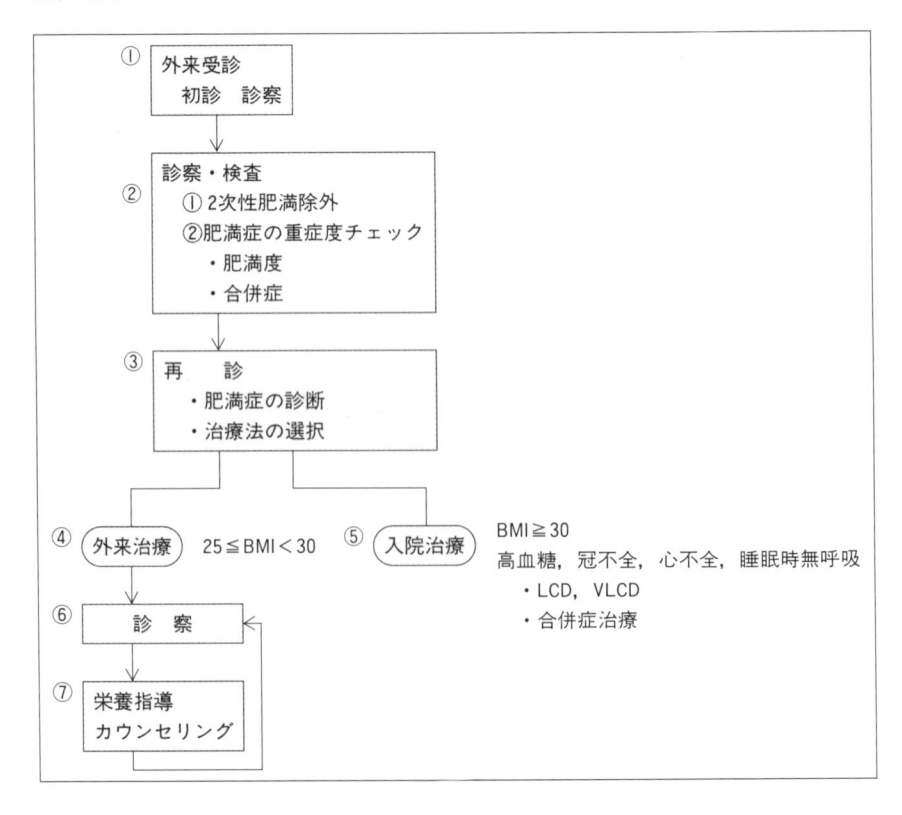

```
① 外来受診
    初診　診察
        ↓
② 診察・検査
    ①2次性肥満除外
    ②肥満症の重症度チェック
        ・肥満度
        ・合併症
        ↓
③ 再　診
    ・肥満症の診断
    ・治療法の選択
    ↓           ↓
④ 外来治療    ⑤ 入院治療
  25≦BMI<30      BMI≧30
                 高血糖，冠不全，心不全，睡眠時無呼吸
⑥ 診　察         ・LCD，VLCD
   ↓             ・合併症治療
⑦ 栄養指導
   カウンセリング
```

いものである．

② 診察，検査

次の2点に注意する．(1) 2次性肥満の可能性はないか，(2)肥満に基づく合併症はないか〔2次性肥満の除外，肥満の合併症については第3章肥満症の診断(p 36)を参照〕．基本的態度として単純性肥満だからといって，単に肥満しているだけと考えないで，全身を観察，診察することが重要．

合併症として誰でも糖尿病，高血圧，脂肪肝，関節障害などはよく知っているが，無月経，不妊など性機能障害，睡眠時無呼吸などは肥満が原因とは思っていないことが多いので，指摘すると驚くことが多い．肥満度のチェックとしての体脂肪率の測定にはインピーダンス法による体脂肪率だけでなく，骨塩定量装置（DEXA法）を用いている．また体脂肪分布をみるためCT検査は必須である．

③ 再　診

初診時検査結果を待って再診診察を行う．肥満の程度と体脂肪分布を把握する．特に内臓脂肪型肥満であるかどうかは重要である．合併症の有無を検査し，あれば治療の必要性を説明する．合併症は肥満を改善することでよくなるものがあればその可能性を話し治療の必要性を理解させる．患者が減量に対して意欲をみせれば治療がやりやすくなる．

肥満症の治療でもっとも重要な点は治療の目標と，目標に達するための方法をはっきり示すことである．ただ「やせましょう」「食事を減らして下さい」「運動をしましょう」と言うだけでは肥満症の治療をしているとはいえない．

具体的な目標，治療方法をよく理解できるように患者に伝えることがもっとも重要である．体重の減量目的はBMI 22の標準体重でも，BMI 25以下の普通体重でもない．まず3〜6ヵ月で現在の体重の5%を減らすことが現実的目標である．

食事療法，運動療法にしても，具体的な献立，エネルギー量や運動時間，強度，種類などわかりやすく，現実的な指導が重要である．

また治療を外来で行うか，入院させて行うかを決める必要がある．

④ 外来治療

具体的には BMI 30 未満，25 以上の場合は外来治療の方が適切なことが多い．軽度の糖尿病，高血圧，高脂血症などがあっても外来治療が勧められる．また入院すると同室の患者とトラブルを起こしやすい神経症，精神病患者は外来の方が無難である．

⑤ 入院治療

BMI が 30 以上の肥満，あるいは BMI が 25 以上 30 未満であっても高血糖，高脂血症，高血圧などが著しい場合，冠不全，心不全，睡眠時無呼吸のある肥満症患者は入院して治療を行う方が安全である．この際は合併症の治療を行いながら，食事制限を行う．入院中の食事は VLCD の適応となるが，冠不全，心不全のある場合は適応であるかどうかの判断が必要となる．

入院中の運動療法としては散歩（速足で 30 分程度）とエルゴメーターによる運動を 30 分程度毎日行っている．運動強度，時間は徐々に上げていく．

入院中は管理栄養士による食事指導を行い，その後は病棟訪問を行う．肥満症患者の場合，食事内容だけでなく，広く食事の摂り方についても相談，指導が必要となる．管理栄養士は食行動の面についても注意を払う必要がある．食事療法の取り組み姿勢については心理療法士（当院ではメディカルソーシャルワーカーが担当）が担当し，入院中 1〜2 週に 1 回面接して取り組みの変容をチェックしている．

退院後は外来で定期的に医師の診察を受け，同じ日に管理栄養士，臨床心理士と面接を行う．

⑥ 外来診察

肥満症患者は病識がほとんどない．外来診察の最大の目的は診療の継続である．患者に外来通院してよかったと思わせる必要がある．少なくとももう二度と来たくないと感じさせない診療態度が重要である．

もともと体重が増えやすい体質を持ち，増えやすい生活をしているのだから，普通なら体重は増える．体重が増えた時頭ごなしに叱ってしまったらまず次回の来院はない．

体重が前回と同じで変動がなければ,「よく体重が増えなかったですね」と褒め,「どのようなことに注意したから増えなかったのですか」と尋ね,患者自身に答えさせる.体重が減っていたのであれば最大限の讃辞を送り,今後も自分自身で減量のためによかったと思うことを続けるよう力づける.体重が増えた場合は何がよくなかったか,どうすれば改善できるかを問いかける.

　患者の発言に対して,「ダメ」とか「やる気があるの」,「少しもわかってないね」などの感情的,誹謗的な言葉を返してはいけない.また「…しましたか？」「…できましたか？」など Yes,No で答える問いではなく,「どうしてやらなかったのですか？」「どうしてできなかったのですか？」と,患者が自分で考え返答する問いかけにすべきである.

　診察により前回受診時から今日までの状況を把握したら,管理栄養士に食事面での問題点を連絡し,食事の摂り方,低エネルギーの食品への変更法など具体的指導を依頼する.

⑦ 栄養指導, カウンセリング

　患者は外来受診時医師の診察を終了すると,管理栄養士の栄養相談を受ける.この時受診直前の食事記録を持参し管理栄養士のチェックを受ける.管理栄養士の指導態度も医師と同じである.

　食事の指示が守れないからといって責めるような態度をとってはいけない.栄養士の指導のポイントは「なぜ指導された食事を守れないのか」「どうすれば指示された食事を守れるのか」について相談を受ける態度をとることにある.「何回言えばわかるのよ」と言ってはならない.心理療法士によるカウンセリングは患者の減量に対する取り組みの変化,治療をどのように受容するようになったかという変化があるのか,ないのかを確かめ,治療に対しての心理的変化に問題があれば,他のスタッフに連絡する.

　外来通院中は⑥と⑦を繰り返し続ける.結果の良い悪し（体重の増減）にかかわらず,通院を続けられるよう医療スタッフは努力しなければならない.

Lecture 3 患者指導資料

肥満解消のための食事療法

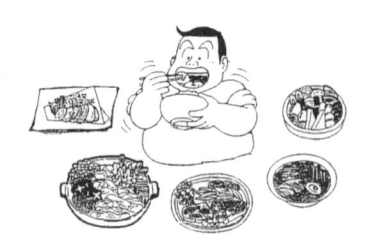

東京逓信病院
栄養管理室

TEL 03-5214-7655

目　次

(頁)
- 肥満について………………………… 1〜3
- 栄養の基礎知識について………… 4
- 食事療法について………………… 5〜7
- 調理の工夫………………………… 8〜11
- 外食について ……………………12〜13
- アルコールについて……………… 13
- 嗜好食品のカロリー……………14〜15
- 外食のカロリー…………………16〜18
- 小児肥満について ………………19〜20
- 妊産婦の肥満について …………20〜21
- 合併症について …………………22〜26
- エネルギー摂取量を調整する場合の目安量（表）

当院肥満教室（ダイエット教室）で使用中の教材

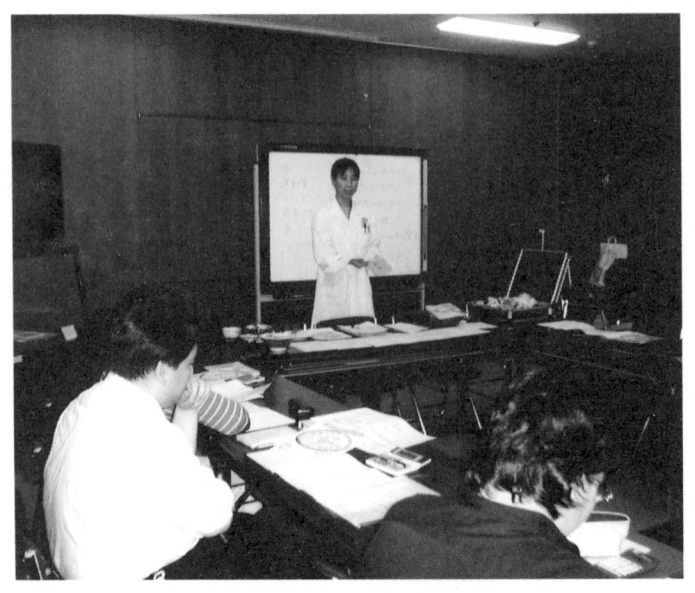

当院肥満教室（ダイエット教室）風景

栄養士の説明に聞き入る受講者。

教室終了後は外来受診時に個人指導を繰り返す。

食事記録表

記入例

献立名	材料名	重量又は目安
ごはん	ごはん	茶碗1杯
味噌汁	みそ	15 g
	木綿豆腐	1/6丁
	わかめ	2 g
	だし	
目玉焼き	卵	1ヶ
	油	3 g
	塩・こしょう	
	醬油	3 g
お浸し	ほうれん草	1/3把
	醬油	3 g

※ 大体の目安量（例：小鉢軽く1杯）を，記入してください．
☆ 栄養相談室は診療棟2階の内科系外来18番です．
☆ 栄養相談は午前9時30分から午後12時30分です．（受付締切り時刻：12時15分）
☆ 記録表の提出方法
① 栄養相談室の○○に『継続栄養指導カード』のみ入れてください．順番にお呼びしますので，名前を呼ばれましたら「18番入口」よりお入りください．
② 食事記録表は，指導の際に栄養士に提出してください．
③ 医師の診察の際に診療の参考になりますので，医師にも食事表をお見せください．

東京通信病院　栄養管理室
電話：03-5214-7655

年　月　日（　）

月/日	体重(kg)		献立名	材料名	重量又は目安
1日		朝食			
2日					
3日					
4日					
5日					
6日					
7日					
8日					
9日			小計		
10日		昼食			
11日					
12日					
13日					
14日					
15日					
16日			小計		
17日		夕食			
18日					
19日					
20日					
21日					
22日					
23日					
24日					
25日			小計		
26日		間食			
27日		夜食			
28日		酒			
29日					
30日			小計		
31日			合計		
		運動			

継続栄養指導カード

管理栄養士が継続的に食事指導ができるようにこのようなカードを持っていただいている．

継続栄養指導カード　No＿＿

患者番号＿＿
患者氏名＿＿＿＿様
生年月日　　年　月　日

【指示内容】

	月　日	月　日	月　日
エネルギー kcal			
たんぱく質 g			
塩　分 g			
そ の 他			
指示医			
管理栄養士			

☆ このカードはあなたの食事の内容がわかる大事なカードです．受診の際にはご持参してください．

東京通信病院　栄養管理室
03-5214-7655

（オモテ）

栄養指導実施記録

回数	指導日	管理栄養士	備考
1	月　日		
2	月　日		
3	月　日		
4	月　日		
5	月　日		
6	月　日		
7	月　日		
8	月　日		
9	月　日		
10	月　日		
11	月　日		
12	月　日		
13	月　日		
14	月　日		

（ウラ）

Lecture 4　　　　　　　　　　　症　例

| 症例1 | 若年発症で社会的に孤立し，治療を受け付けない症例 |

症例	S.K　29歳　男性　職業　無
来院時身長	184 cm　体重　169 kg　BMI　49.9
診断	1．肥満症　　　4．脂肪肝 2．糖尿病　　　5．高尿酸血症 3．高脂血症
家族歴	父：脳出血で死亡．母が小売店経営（経営状態はよくなかった）
既往歴	なし
生活歴	夕食，夜食に大食（ごはん5杯，ピザ4人前など）
肥満歴	太り始め　小学生　　最大　24歳 198 kg
現症歴	中学生の頃より閉じこもり気味となり，高校にも進学せず家にいた．終日自宅におり夜食するようになり肥満が著しくなった．
データ	FPG 242 mg/dl，HbA$_{1c}$ 10.0%，GOT 98 IU/l，GPT 146 IU/l，γ-GTP 328 IU/l，TC 319 mg/dl，TG 262 mg/dl，UA 8.7 mg/dl
治療	①食事 1200 kcal，②インスリン治療
経過	入院しても同室の患者とうちとけず対立的．医療スタッフの指示に従わず反抗的．
コメント	最近増加してきた引きこもり型の生活をしているために生じた肥満．夜行型，夜食型．本人は肥満のため人前に出られないという．家庭環境が悪く，孤立している場合に多い．肥満症治療の他に社会的自立への働きかけが必要だが，治療抵抗性のことが多い．

| 症例2 | 心不全，肺胞低換気，糖尿病など重篤な合併症を伴った重症肥満症例 |

症例	K.T　35歳　女性　職業　フリーター
来院時身長	149 cm　体重　116 kg　BMI　52.0
診断	1．肥満症　　　　　　　　4．血小板減少症
	2．心不全，肥大性心筋症　5．肺胞低換気症候群
	3．糖尿病　　　　　　　　6．高血圧
家族歴	母親が干渉的
既往歴	小児結核．20歳，ピックウィック症候群．32歳，2型糖尿病．高血圧
肥満歴	太り始め　13歳　　最大　現在で116 kg
現症歴	13歳頃より肥満．20歳頃95 kgとなり日中傾眠状態になったという．この頃下肢の浮腫，労作時呼吸困難あり．ダイエットを自己法で行い体重の増減を繰り返す．
	32歳109 kg．定職に就かず．
	35歳116 kg．下半身の浮腫，呼吸困難．仰臥位をとれない．
データ	T-Pro 5.9 g/dl, Alb 3.2 g/dl, TC 138 mg/dl, TG 129 mg/dl, HDL-C 31 mg/dl, GOT 31 IU/l, GPT 37 IU/l, γ-GTP 41 IU/l, Cr 0.7 mg/dl, UN 13 mg/dl, FPG 324 mg/dl, HbA_{1c} 12.9%, PO_2 57.4 Torr, PCO_2 70.6 Torr, 内臓脂肪面積（CT）116 cm^2
治療	①食事：1000 kcal，②酸素吸入（2 l/分），③利尿薬（ラシックス），④インスリン
経過	利尿薬にて浮腫は軽減し，インスリン注射にて血糖もコントロールされた．約1ヵ月で体重は94 kgに減少し，浮腫軽快．仰臥位をとれるようになった．
コメント	下肢の浮腫は滲出液を伴うほどのもので，入院時患者は自力で動くこともできなかった．肥満が著しいため検査が困難であったが，肥大性心筋症が疑われ，強い両心不全があると考えられた．
	患者は母親の監督に対し反抗的であるにもかかわらず依存しており過食をやめることができていない．

| 症例3 | 肥満は仕事の障害になるため減量に対するモチベーションの高かった症例 |

症例　　　S.T　43歳　男性　職業　会社員
来院時身長　165 cm　体重　114 kg　BMI　41.9
診断　　　1．肥満症　　　4．高尿酸血症
　　　　　2．高血圧　　　5．脂肪肝
　　　　　3．糖尿病　　　6．腎結石
肥満歴　　太り始め　20歳　　最大　41歳 120 kg
現症歴　　大学入学後運動をやめたら肥満．
　　　　　就職時 90 kg, 以後徐々に体重増加し, 血糖も上昇したため糖尿病の教育入院を受けたが体重が減少しないため来院．
データ　　GOT 54 IU/l, GPT 93 IU/l, HbA$_{1c}$ 5.7%, 内臓脂肪面積 114 cm², 皮下脂肪面積 440 cm²
治療　　　VLCD 施行し, 8週間で 92 kg に減少．
　　　　　肝機能も改善された．
経過　　　復職後も仕事（広告業）が多忙であったが，肥満であると仕事を辞めるようにと言われていることから食事の取り過ぎを控え体重増加を抑える努力を続けている．
コメント　肥満症の恐しさを理解し，仕事にも支障があることから，体重増を防ぐ努力を続けている．
　　　　　仕事ができなくなるというのは食事・運動療法を行ううえで大きなモチベーションとなる．

症例4	糖尿病を合併し，退院後の過食をやめることができず血糖が上昇し入退院を繰り返している症例

症例　　　T.K　72歳　女性　職業　無
来院時身長　156 cm　体重　73 kg　BMI　30.0
診断　　　1．肥満症　　　4．変形性関節症
　　　　　2．糖尿病　　　5．高尿酸血症
　　　　　3．高血圧
既往歴　　42歳高血圧
肥満歴　　太り始め　40歳頃　　最大　45歳 83 kg
現症歴　　57歳頃より糖尿病といわれる．
　　　　　69歳，高血糖のため入院．以後入院しては体重減少し，血糖低下するが退院後食事療法を守れず再入院するなど入退院を繰り返す．
　　　　　変形性膝関節症のため運動もほとんどしない．
データ　　FPG 202 mg/dl，HbA$_{1c}$ 8.5%，BP 146/72（Ca拮抗薬，ACE阻害薬服用中）
治療　　　①食事1300 kcal，②インスリン治療，③降圧薬
経過　　　入院後治療にて軽快
コメント　入院中は仕方なく食事を守っているが，退院すると過食．自分では食べすぎがよくないとわかっているというが，いっこうに改めようとする気がない．まわりが自分に食べることを勧めるから食べたとまったくの人まかせ．他人事のように思っている．

症例5	β_3アドレナリン受容体がArg/Argのホモ型で無月経を伴った症例

症例	O. E　37歳　女性　職業　会社員
来院時身長	166 cm　体重　90.7 kg　BMI　32.9
診断	1．肥満症　　3．無月経 2．高血圧　　4．多毛
既往歴	32歳乳頭線維腫手術
肥満歴	太り始め　21歳　　最大　現在90.7 kg
現症歴	21歳，結婚後徐々に肥満．70 kgになるとダイエットを始め60 kgと70 kg前後で体重の増減を繰り返していた（ウェイトサイクリング）．しかしダイエットの効果なく90 kgを超えたため当科を受診した．
データ	BP 170/110, TC 202 mg/dl, TG 179 mg/dl, HDL-C 32 mg/dl, 内臓脂肪面積 183 cm², 皮下脂肪面積 672 cm², Teststerone 103, β_3AR（Arg/Arg）
治療	VLCD（4週間2クール）を行い体重も減少した．ただ体重の減少の程度は小さく9.6 kg減少．
経過	退院後も1200 kcalの食事制限をよく守り体重は減少傾向にあったが，再度増加．
コメント	無月経，多毛など，肥満による男性ホルモンの増加が関与していると思われた．卵巣に異常なくシュタイン・レーベンタール症候群ではなかった． β_3ARはArg/Argのホモ型であり基礎代謝も−5.3%と低下していた．体重減少速度も緩やかであった．体重が減少したところ不規則ながら生理も回復した． 皮下脂肪優位の肥満であり，合併症は高血圧であったが体重減により改善された．

症例6　体重が順調に減少し治療が成功したと思われた摂食障害症例

症例	S. K　25歳　男性　職業　大学生
来院時身長	184 cm　体重　132 kg　BMI　39.9
診断	1．肥満症 2．摂食障害 3．低栄養
家族歴	なし
既往歴	なし
生活歴	母親が仕事をしており，家に1人でいると冷蔵庫の中のものを食べつくしてしまう．
肥満歴	太り始め　18歳　　最大　132 kg
現症歴	12歳で70 kg，18歳には128 kgとなる．以後130 kgが続き，肥満していることから仲間はずれになっていた．22歳で当科受診．外来栄養指導を受け1500 kcalの食事を指示された．以後真剣にダイエットし，野菜，コンニャク，ところてんなどを主に食べるようになり，2年後には72 kgに減少し治療が成功したと思われたが，倦怠感，むくみ，多飲，たちくらみなどの症状が出て入院となる．
データ	血圧 112/62，脈拍数 35，T-Pro 5.9 g/dl，Alb 4.0 g/dl，T-Cho 161 mg/dl，TG 22 mg/dl，HDL-C 90 mg/dl，Fe 88 μg/dl，TIBC 175 μg/dl，fT$_3$ 1.6 pg/ml，fT$_4$ 0.77 ng/dl，TSH 6.4 μU/ml
治療・経過	極端な食事制限による栄養障害と判明．摂食の必要性を説明し，2000 kcalの食事で体重増加とともに症状軽快．
コメント	過食と拒食を繰り返す摂食障害例である．食事指導をして順調に体重が減少していたので治療が成功していると思っていると，実は過食期から拒食期に移行しただけのこともあるので注意が必要．

Lecture 5　治療のめやす

1．減量の目安

①脂肪組織 1 kg の組成

$$\begin{pmatrix} 脂肪 & 800\,g \\ 水 & 200\,g \end{pmatrix}$$

9 (kcal)×800 (g)＝7200 kcal

7000 kcal 消費すれば 1 kg やせる．

②消費エネルギーを推定

消費エネルギーを厳密に測定するのは実際にはできないので，性別，体格，運動量などから消費エネルギー量を推定する

- ⓐ体　格　　小　　1500 kcal/日
- 　　　　　　普通　1750 kcal/日
- 　　　　　　大　　2000 kcal/日
- ⓑ女性は　　－100 kcal
- ⓒ運動強度　終日座位　－10％
- 　　　　　　宅外労働　＋10％
- 　　　　　　重労働　　＋20％

③摂取エネルギーの決定

例えば普通の体格の男性で宅外労働に従事していれば

1750×1.10≒1930 kcal/日

1ヵ月に 1 kg の体重減少を期待すると

7000÷30 日≒230 kcal

1 日あたり －230 kcal となる食事を設定すると

1930－230＝1700 kcal

④減量の目標体重と期間

減量の目標は現体重の 5％を半年で達成する．

80 kg の人であれば 4 kg を 6ヵ月間で減少させることになるので，摂取エ

ネルギー量は消費エネルギー量より 160 kcal 少なくするだけでよい．この程度の減量で血糖，血圧，脂質，尿酸などの異常な値が改善することが多い．

⑤超肥満者の場合

体重 100 kg を超える超肥満者となると，上記程度の体重減少ではなかなか体重が減ったという実感を肥満者は持てない．このような場合は VLCD を行う適応のひとつとなる．

2．減量の実際—当院ダイエット教室(肥満教室)受講者アンケート結果より—

2002 年 5 月，当院でのダイエット（肥満）教室を受講した方 21 名にアンケート調査を行い，教室に何を求めているかをお尋ねした．

①重点的に聞きたかった内容
　　1 位：健康的なダイエット方法について（12）
　　2 位：空腹感のまぎらわせ方（10）
　　3 位：太っていることの影響（9）
　　3 位：リバウンドについて（9）
　　3 位：外食のカロリー（9）
　　4 位：カロリーを抑える料理方法について（8）
　　4 位：ダイエット食品を取り入れた食事療法について（8）
　　5 位：何をどのくらい食べてよいのか（6）
　　5 位：よく食べる食品のカロリーについて（6）
　　5 位：カロリー計算方法（6）
　　6 位：現在自分の摂取カロリー，消費カロリー（5）
　　7 位：お菓子，お酒の摂りかた（4）
　　8 位：太ってしまう生活習慣とは（3）
　　9 位：運動によるエネルギー消費量（1）

②医師,栄養士に求めること

　　1位:その人の(食)生活にあった献立表(4)

　　2位:質問タイムを設けてほしい(2)

　　3位:調理,スポーツ,リラクゼーションの指導(1)

　　4位:薬の処方(*注 現在利用できる抗肥満薬は1種類だけ)

③質　　問

　　・お惣菜のカロリー

　　・宴会をどうのりこえるか

　　・リバウンド防止方法

　　・ダイエットに有効な運動

　　・お産への影響,どのくらい体重を落とせば出産可能か

④体重の変化について

　　減った 11名 ➡ **体重減少**

　　変化なし 8名

　　増えた　2名

	減量期間	減少量
1	6ヵ月	8 kg
2	6ヵ月	12 kg
3	3ヵ月	2.5 kg
4	6ヵ月	9 kg
5	6ヵ月	10 kg
6	1ヵ月	2 kg
7	3ヵ月	7 kg
8	1ヵ月	2 kg
9	2.5ヵ月	5 kg
10	1ヵ月	4 kg

⑤受講後の食事内容，生活習慣の変化
- 過食が減った（4）＜やせた人　4名＞
- カロリー表示を見るようになった（3）＜やせた人　2名＞
- 間食をやめた/減った（3）＜やせた人　1名＞
- 3食食べるようにした（2）＜やせた人　2名＞
- 体を動かす（2）＜やせた人　2名＞
- コーヒーは砂糖とミルクなし（1）
- よく噛むようにした（1）
- 夕食を早い時間にした（1）＜やせた人　1名＞
- 夕食を軽く，朝しっかり食べる（1）
- 酒を減らす（1）

⑥ダイエット教室受講後の外来受診，栄養相談の有無

外来受診　あり　19名
　　　　　なし　2名

栄養相談　あり　11名（体重減　6名，変化なし，または増　5名）
　　　　　なし　10名（体重減　5名，変化なし，または増　5名）
　　　　　　　　　　　⟶その理由：時間がない（5）
　　　　　　　　　　　　　　　　　教室に参加して理解できたから（3）

⑦ダイエット経験

　なし　13名

　あり　8名 ➡ 一番やせたのは何kg？
　　　　　　（　）はダイエット回数

	ダイエット期間	減少量
1	12ヵ月	25 kg
2	8ヵ月	10 kg
3	0.5ヵ月	10 kg（2回）
4	3ヵ月	3 kg
5	1ヵ月	14 kg
6	3ヵ月	15 kg（3回）
7	6ヵ月	13 kg（5回）

⑧ダイエット教室の満足度

　満足　　　7名（33.3%）

　やや満足　11名（52.4%）

　やや不満　3名（14.3%）➡ その理由：個人的に話を聴いてほしい

終了証

宮崎　滋の肥満診療教室は，これにて終了いたします．ご精読ありがとうございました．また，他の方法や実践なさっていること，疑問などございましたらご連絡いただければ幸いです

　　　　　　　　　　　　　肥満診療教室室長
　　　　　　　　　　　　　　宮崎　滋

E-mail：smiyazaki@tth-japanpost.jp

索　引

A

アディポネクチン ……………………28
アディポサイトカイン …………………29
アドレナリン作動薬 ………………104
アグーチ蛋白質 ………………………20
アンジオテンシノーゲン …………28
アルブミン ……………………………37
悪性肥満 ………………………………70
Adipocytokines ……………………29
ADL ……………………………………81
aromatization …………………………61

B

ボディーイメージ ……………………59
鼻マスク持続陽圧呼吸 ………………57
Bardet-Biedl 症候群 …………………34
Bioelctrical Impedence Analysis
　（BIA） …………………………………5
Body Mass Index（BMI） …2, 13, 15
β_3アドレナリン受容体 ………21, 144
β_3アドレナリン受容体刺激薬 ……107

C

治療 ……………………………………83
治療目標 ……………………………109
治療のゴール …………………………84
超低エネルギー食療法 ………………90
中枢性体重調整薬 …………………106

D

ダイエット教室 ……………………138

動脈硬化性疾患 ………………………51
動的運動 ……………………………101
Deadly quartet ………………………25
DEXA 法 ………………………………4

E

栄養士 …………………………………87
疫学調査 ………………………………39
Eating Disorder ……………………58

F

フォーミュラー食 ……………………91
腹部周囲径 ……………………………26
Framingham Study …………………53

G

グラフ化体重日記 …………………110
外来治療 ………………………………86
外側野 …………………………………18
外的刺激の除去 ……………………111
癌 ………………………………………60
外科治療 ……………………………112
外科手術 ……………………………116
月経周期 ………………………………74
原発性（単純性）肥満 ………………30
減食抑うつ ……………………………59
偽性副甲状腺機能低下症 ……………32
GLUT 4 ………………………………99

H

肺胞低換気症候群 ……………………57
肺塞栓 ………………………………116

白色脂肪細胞	21
変形性関節症	53
東アジアの肥満	12
皮下脂肪	24
皮下脂肪厚法	5
引きこもり	140
肥満教室	124
肥満の合併症	37
肥満者の割合	7
肥満予防	120
久山町研究	14
否定的認識	111
褒め方	130
HOMA-R	38

I

インスリン感受性	98
インスリン抵抗性	28, 43
インスリノーマ	32
胃バイパス術	114
医師患者関係	130
一塩基多型	21
遺伝	69
遺伝性肥満	34

J

女性肥満	74
除脂肪体組織	4
上半身肥満	25
術中管理	118
術後管理	119
術前管理	117
重症肥満	141

K

ケトン体	95

クールダウン	101
クッシング症候群	32
下半身肥満	25
冠動脈疾患	50, 81
加齢	79
褐色脂肪細胞	21
結腸癌	60, 61
健康づくり	122
健康寿命	121
健康日本21	120
健康障害	3
検査	93
倹約遺伝子	17
気晴らし食い	59
禁句	132
起立性低血圧	94
基礎代謝	89
行動修正療法	108
抗肥満薬	103
甲状腺機能低下症	32
高血圧	44
高尿酸血症	47
高齢者の肥満	79
空腹中枢	18
K型胃形成術	114

L

LCD	90
Lean Body Mass (LBM)	4
Leptin	18
LHA	19

M

メディカルチェック	100
モチベーション	142
満腹中枢	18

Mazindol ……………104
MC 4 受容体 ……………20

N

ナウル諸島 ……………11
ニューロペプチド Y（NPY）………18
内分泌性肥満 ……………31
内因性精神病 ……………58
内視鏡下手術 ……………115
内臓脂肪 ……………24
内臓脂肪型肥満 ……………39,51
内臓脂肪面積 ……………6
内臓脂肪症候群 ……………25
日常生活動作 ……………81
2 次性肥満 ……………30
二重 X 線吸収法 ……………4
妊娠中毒症 ……………75
妊娠糖尿病 ……………76
脳血管障害 ……………53,81
脳卒中 ……………14
入院治療 ……………85
NCPAP ……………57
NHANES ……………9

O

Orlistat ……………106
OSAS ……………55

P

ピマインディアン ……………22
PAI-1 ……………29,52
POMC ……………20
Prader-Willi 症候群 ……………34

R

レチノール結合蛋白 ……………37

レプチン ……………18
レプチン抵抗性 ……………18
リバウンド現象 ……………89
臨床心理士 ……………87
良性肥満 ……………70
risk factor ……………1
Roux-Y 吻合胃バイパス術 ……………114

S

サモア諸島 ……………11
セロトニン作動薬 ……………106
シュタイン・レーベンタール症候群 ……………32
最大酸素摂取量 ……………99
性ホルモン結合グロブリン ……………61
生活習慣病 ……………63
性腺機能低下症 ……………32
生体インピーダンス法 ……………5
静的運動 ……………101
摂食障害 ……………58,145
脂肪肝 ……………37,49
脂肪組織 ……………146
死亡率 ……………13
疾患合併率 ……………14
子宮内膜癌 ……………60
神経伝達モノアミン ……………104
神経性過食症 ……………58
神経性食思不振症 ……………75
心筋梗塞 ……………14
死の四重奏 ……………25,41
診療チーム ……………86
視床下部腹内側核 ……………18
視床下部性肥満 ……………33
膝関節痛 ……………53
初潮 ……………74
食事記録表 ……………139

食事日記	109	適応現象	89
食事療法	72, 87	糖尿病	42
食事指導	85	Thrifty gene	17
食行動の是正	111	TNF-α	28

U

ウェイトサイクリング	125
ウエスト・ヒップ比	25, 41
ウォームアップ	101
運動療法	72, 97
運動療法士	87
Uncoupling protein (UCP)	21

食物摂取制限法	113		
食習慣	108		
食欲中枢	18		
食欲抑制薬	104		
消費エネルギー	146		
症状性精神病	58		
消化吸収能低下法	113		
消化吸収阻害薬	106		
小児肥満	63		
小児肥満の判定法	64		
小児の判定基準	68		
垂直遮断胃形成術	113		
水中体重法	4		
睡眠時無呼吸症候群	14, 55		
Sibutramine	105		
Skinfold thickness (SFT)	5		
SNP	21		
Syndrome X	25, 41		

V

VLCD	90, 92
VLCDの副作用	94
VLCDの禁忌	92
VMH	18

W

W/H比	25
WHO分類	2

T

体重コントロール	122
体脂肪量	13
体脂肪測定法	4
体水分法	4
胆嚢癌	60
胆石	50
低エネルギーバランス食	87
低エネルギー食療法	90
低レプチン血症	75

Y

夜間摂食	59
薬物療法	103
薬剤師	87
やせ志向	77
腰痛	53
有病指数	16

Z

前立腺癌	62

著者略歴

宮崎　滋（みやざきしげる）

1971 年	東京医科歯科大学医学部　卒業
同年	同上　第一内科　医員
1972 年	東京都立墨東病院　内科勤務
1976 年	東京逓信病院　内科勤務
1985 年	同上　内科医長
1990 年	同上　内科主任医長
2001 年	同上　内科部長

資格
医学博士
日本内科学会　　　　認定医
日本糖尿病学会　　　専門医，指導医，評議員
日本内分泌学会　　　専門医
日本肥満学会　　　　理事，評議員
日本病態栄養学会　　評議員
日本体質医学会　　　評議員
他の所属学会　　　　日本循環器病学会，日本動脈硬化学会，日本核医学会，日本老年病学会など

著書
肥満とやせの新しい食事療法
　　　　　　　　　　（同文書院　1980 年，1996 年）
肥満　　　（共著，医薬ジャーナル社　1985 年）
糖尿病食完全レシピ
　　　　　　　　　　（監修，マキノ出版　1995 年）
糖尿病をネジ伏せる
　　　　　　　（監修，東京スポーツ出版部　1997 年）
肥満メディコピア 42
　　　　　　　　　　（共著，富士レビオ　2001 年）
糖尿病の治療と食事療法　（日東書院　2002 年）
内科学レビュー「肥満」
　　　　　　　　　　（共著，総合医学社　2002 年）
高脂血症診療ガイダンス
　　　　　　　（共著，メディカルビュー社　2002 年）
今日の診療指針「肥満症」
　　　　　　　　　　（共著，医学書院　2002 年）

© 2002

2 刷　2004 年 5 月 31 日
第 1 版発行　2002 年 7 月 15 日

肥満症教室
生活習慣病克服のために

定価はカバーに表示してあります。

検	印
省	略

著　者　　宮　崎　　滋

発行所　　株式会社 新興医学出版社
発行者　　服　部　秀　夫
〒 113-0033　東京都文京区本郷 6-26-8
電話　03(3816)2853
FAX　03(3816)2895

印刷　三報社印刷株式会社　　ISBN 4-88002-453-8　　郵便振替　0012-8-191625

- 本書および CD-ROM (Drill) 版の複製権・翻訳権・上映権・譲渡権・公衆送信権（送信可能権を含む）は株式会社新興医学出版社が所有します。
- **JCLS** 〈㈳日本著作出版権管理システム委託出版物〉
  本書の無断複写は著作権法上での例外を除き禁じられています。複写される場合は，その都度事前に㈳日本著作出版権管理システム（電話 03-3817-5670，FAX 03-3815-8199）の承諾を得て下さい。

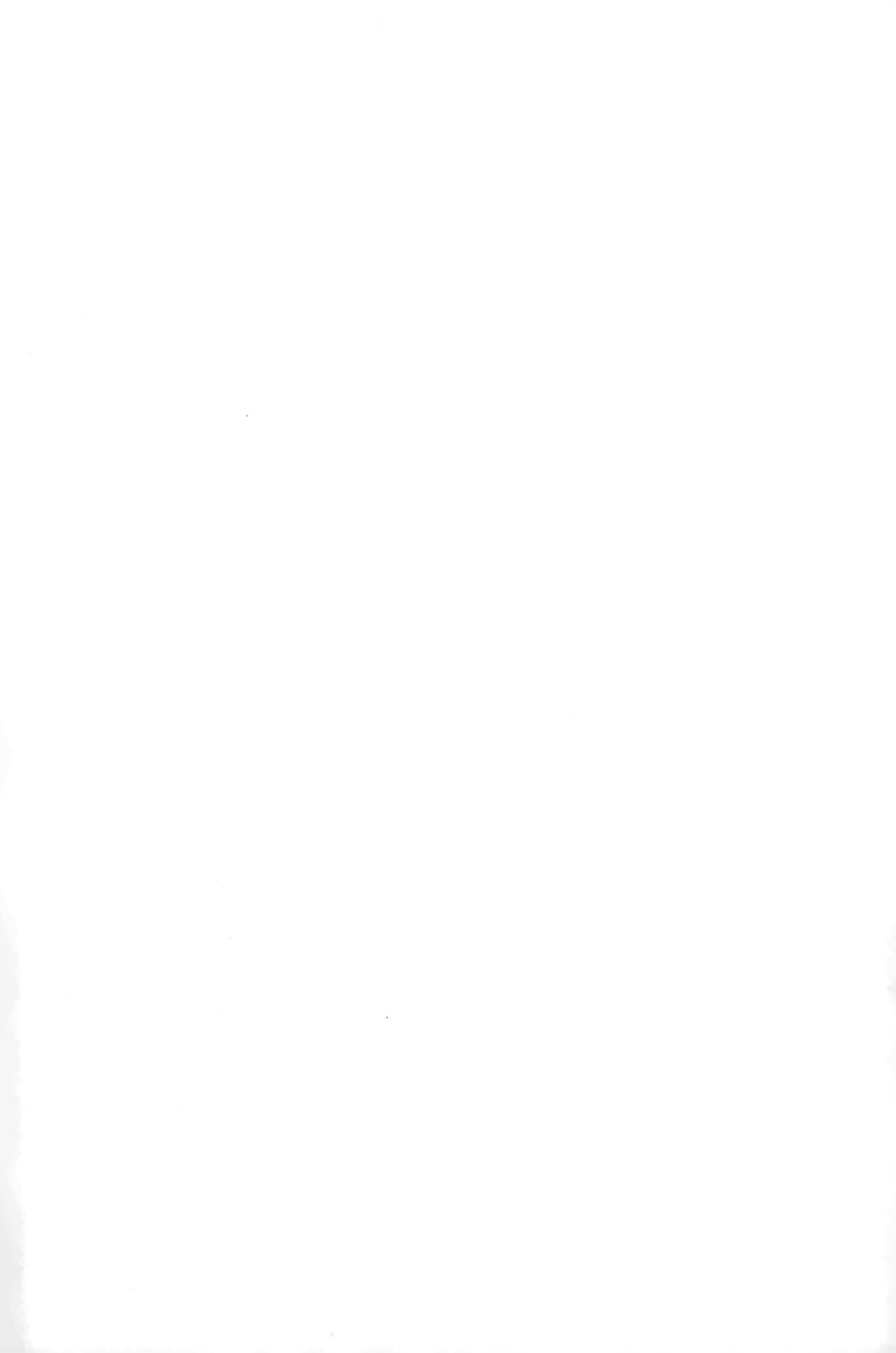